내 삶의 건강 비결

옴니버스 인생 책쓰기 10편
50인의 건강 노하우

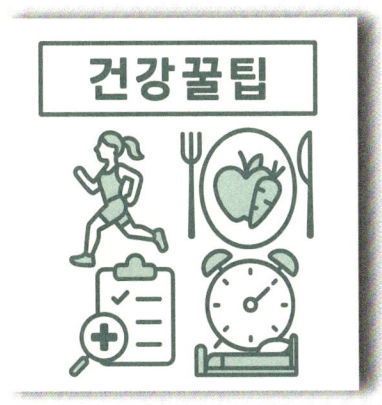

"몸과 마음을 지키는
작은 습관들이
우리 삶을
더욱 건강하고 행복하게
바꿉니다."

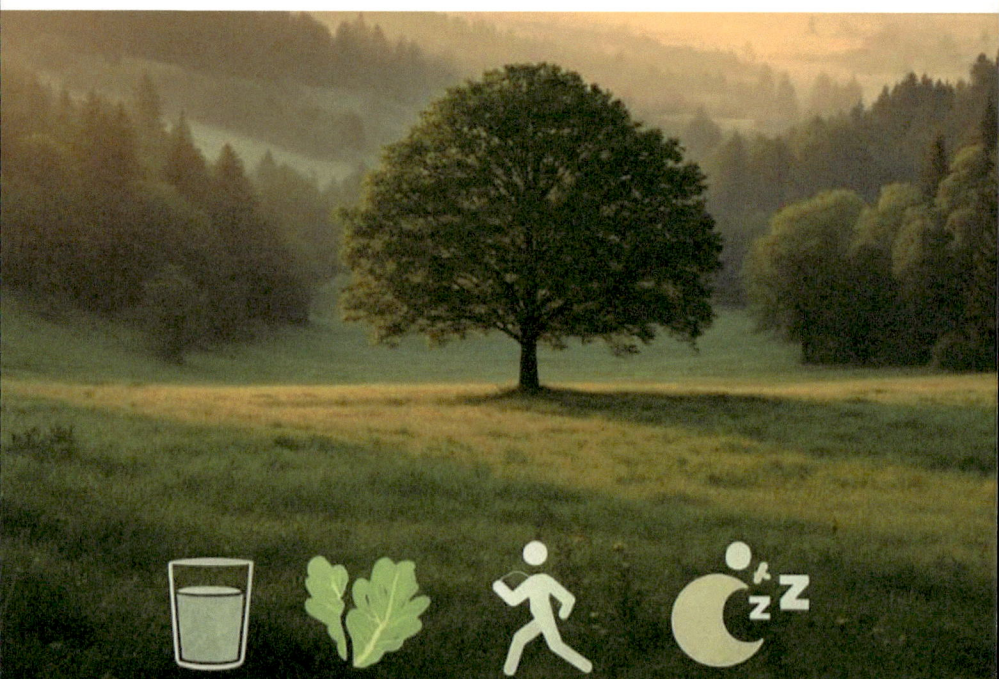

삶을 더욱 열정적이고
행복하게 살고 싶은 당신에게

이 책을 전합니다

내 삶의 건강 비결

초판 1쇄 발행_ 2025년 07월 01일

지은이_
우경하 이은미 조유나 박선희 최윤정 양 선 심푸른 안은숙 조대수 한준기
이형은 김미옥 우정희 김지현 변철종 김현숙 최세경 강화자 박보라 김영아
김종호 장예진 이성희 최순덕 박해리 조인설 김선화 엄일현 차에스더 안수기
김황연 김효승 한기수 성향미 최형임 류정희 윤민영 유병권 오순덕 박정순
이 진 조소연 이우자 김미경 최민경 박회연 권수일 김언희 임철홍 정세현
펴낸곳_ 인생이변하는서점
디자인_ 우경하 & 정은경
표지디자인_ 디자인플래닛
인쇄처_ (주)북모아

출판등록번호_ 제2021-000015호
주소_ 서울 도봉구 덕릉로 63가길 43, 지하26호
전화_ 010-7533-3488
ISBN_ 979-11-992642-3-6 (03190)
정가_ 18,000원

이 책은 저작권법에 따라 보호받는 저작물이므로
무단 전재와 무단 복제를 금지하며
이 책 내용을 이용하려면 반드시 저작권자와
출판사 인생이변하는서점의 서면동의를 받아야 합니다.
잘못된 책은 구입처나 본사에서 바꾸어 드립니다.

50인 지은이 소개

우경하 이은미 조유나 박선희 최윤정
양 선 심푸른 안은숙 조대수 한준기
이형은 김미옥 우정희 김지현 변철종
김현숙 최세경 강화자 박보라 김영아
김종호 장예진 이성희 최순덕 박해리
조인설 김선화 엄일현 차에스더 안수기
김황연 김효승 한기수 성향미 최형임
류정희 윤민영 유병권 오순덕 박정순
이 진 조소연 이우자 김미경 최민경
박회연 권수일 김언희 임철홍 정세현

내 삶의 건강 비결

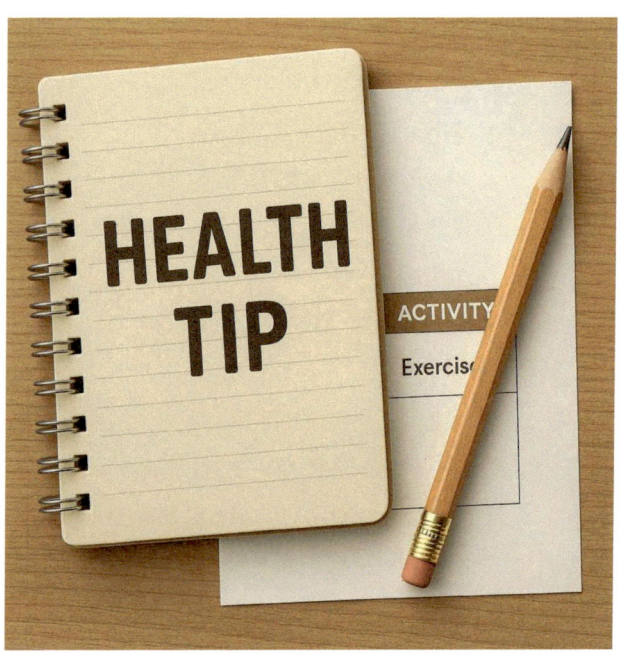

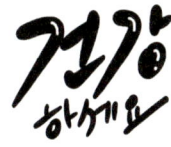

1장. 지은이 소개

01. 우경하 – 나연구소 대표, 한국자서전협회장
02. 이은미 – 오색그림책방 대표, 한국미래평생교육원장
03. 조유나 – 유나리치, 한국개척영업컨설팅연구소 대표
04. 박선희 – 더원인재개발원 대표, (주)ESG경영연구원 이사
05. 최윤정 – 윤정교육연구소 소장, 『내 삶을 바꾼 책』 베스트셀러작가
06. 양 선 – 여여나무연구소대표, 체질 직업전문가, 기획 프로그램전문가
07. 심푸른 – 전남대학교 석, 박사학위 취득, 대한웰다잉협회 전문 강사
08. 안은숙 – 작가, 시인, 한국자서전협회 성동 지부장
09. 조대수 – 화법연구소 대표, 백년멘토 대표, 대수굿TV
10. 한준기 – 경기대 행정대학원 석사, 한국자서전협회 인천 미추홀지부장

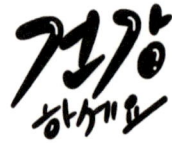

2장. 지은이 소개

11. 이형은 - 강남대 도서관학과 졸업, 책쓰기 지도사, 출판 작가 마스터
12. 김미옥 - 사회복지법인 제주공생 희망나눔종합지원센터 센터장
13. 우정희 - 청도재가노인복지센터 대표, 한세대사회복지행정학과 박사
14. 김지현 - 마음나라연구소 대표, 사회복지학 박사
15. 변철종 - 연세대 교육대학원 졸업, (주) 공신, (주) 공부의 달인 대표이사
16. 김현숙 - 그림책 프리랜서강사, 의정부교육지원청소속 "책보" 대표역임
17. 최세경 - 2007년 7월 ~ 한화생명 금융서비스, 상담심리학과 4학년
18. 강화자 - 1인 기업가 공감 톡 브랜딩 대표, 최고의 강사
19. 박보라 - 교육사 35년 운영, 치매 극복의 날 체험수기 최우수상
20. 김영아 - KTCS(과학기술정보통신, 한국지능정보사회진흥원추진)교육강사(16년)

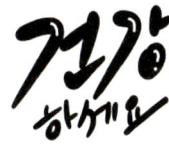

3장. 지은이 소개

21. 김종호 – BMCT 홈닥터(뇌인지 / 마음 / 언어 상호작용 지도사)
22. 장예진 – 휘게 심리상담센터 대표, 보육교사, 사회복지사
23. 이성희 – 메디컬푸드컨설턴트 (식이전문가), 한국자격개발원원장 충남
24. 최순덕 – 직무지도위원 ,근로지원인 활동 중, 코리안투데이 시민기자
25. 박해리 – 이음심포니커 대표, 2024 삿포로교류오케스트라 연주
26. 조인설 – 새론인재교육연구소 대표, 한국자서전협회 순천지부장
27. 김선화 – 영산대학교 겸임교수, 청소년지도사, 출판지도사
28. 엄일현 – 나연구소 홍보 담당, 새벽 기상 및 감사 리더
29. 차에스더 – 예은마음상담치유연구원소장, 지저스예술선교연구원학장
30. 안수기 – 한의학박사, 다린공동탕전원 대표

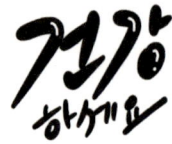

4장. 지은이 소개

31. 김황연 - 타로& 사주 직관 상담 14년차, 크몽에 전자책 3편 출판
32. 김효승 - ABA금융서비스 진심 설계사
33. 한기수 - 한국남성행복심리상담연구소 대표, 학교 체육전문 강사
34. 성향미 - 테라피교육협회(주) 대표, 국제공인 아로마 테라피스트
35. 최형임 - 신세계합동녹취속기사무소 대표속기사
36. 류정희 - Yes!진로코칭상담소, 생명존중강사
37. 윤민영 - 자담인영힐링 대표, 전자책크몽입점, 자담인영힐링 쇼핑몰 운영
38. 유병권 - 제25회 서울 독립영화제 우수 작품상
39. 오순덕 - 한글마루 창작소 공동대표, 한글만다라 개발자
40. 박정순 - 한국코치협회 KPC코치, 멘토지도자협의회회원

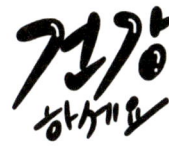

5장. 지은이 소개

41. 이 진 – 오생단 깨끗해짐지사 대표, 말기암아들을 지원하는 엄마
42. 조소연 – 전래동화 보드게임「별별이야기」개발
43. 이우자 – 인생 다큐 책쓰기 대표. KBS 황금연못 패널
44. 김미경 – 인카금융서비스(주)린치핀사업단, 『내 삶을 바꾼 습관』외 출판
45. 최민경 – 웰니스 토탈 라이프 디자이너, 하트나비라이프
46. 박희연 – 가족학 심리 상담사, 명상 지도사, 공 명상 연구소 대표
47. 권수일 – 서울대 치의학대학원 행정실장, 인사혁신처 적극행정 전담강사
48. 김언희 – 효성여자대학교 통계학과졸업, 작가
49. 임철홍 – 워킹홀리데이센터 대표, 네이버 카페 '슈퍼맨유학' 운영
50. 정세현 – 좋은 사회 만들기 위한 활동가, 을을 지키는 사람

프롤로그

건강의 소중함과 중요성은 아무리 강조해도 지나치지 않는다. 많은 사람이 40세가 넘어가면 몸의 이곳저곳에서 이상 증세가 발견되고 주변 사람들의 다양한 병과 아픔 등을 소식을 전해 듣고는 놀라곤 한다.

이 책은 50인 작가들이 경험하고 실천하고 있는 자신들만의 건강 노하우를 담은 책이다. 책은 단순한 건강 정보를 넘어서 오랜 시간 경험한 삶의 다양한 지혜들이 녹아있다.

바쁘게 세상을 살다 보면 몸과 마음 건강의 건강을 소홀히 하는 경우가 많다. 그러다 몸에 이상이 오면 그때부터 건강에 관심을 갖고 챙기는 경우가 많다. 건강은 건강할 때 지키는 게 좋다는 말처럼 평소에 미리 관심을 가지고 챙기다 보면 훨씬 더 나은 인생을 살 수 있을 것이다.

아는 것보다 실천이 더 중요하다. 책에 나오는 건강 비결들 중에 자신에게 맞는 방법이 있다면 실천을 권한다.

이 프로젝트는 전자책, 공동 저서, 자서전 전문 나연구소의 [옴니버스 인생 책쓰기] 프로젝트 10편이다. 프로젝트는 매월 1권씩 출판, 총기간 8년, 100편까지 출판을 목표로 한다.

우리의 이야기가 몸과 마음의 건강을 통해 행복한 인생을 살고자 하는 분들에게 도움이 되길 소망하며 우리의 건강 비결 이야기를 시작한다.

목차

프롤로그   /12

1장. 40대 중반 남성의 건강 비결   /14
2장. 무슨 수를 써서라도 혈당 스파이크만큼은 막아라   /56
3장. 의미 있는 삶이 주는 선물   /98
4장. 50대, 먹고 마시고 움직이며 건강을 디자인하다   /140
5장. 50대 후반 여성의 건강 비결   /182

에필로그   /224

40대 중반 남성의 건강 비결

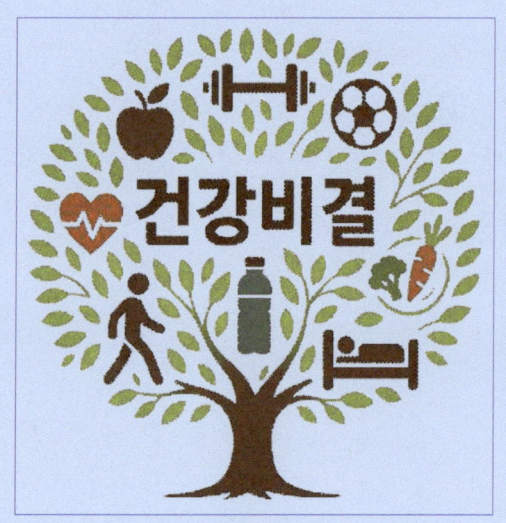

I.

01. 우경하
40대 중반 남성의 건강 비결

02. 이은미
삶을 바꾼 아침과 밤의 약속

03. 조유나
건강은 나의 영업력이다!

04. 박선희
활력이 넘치는 내 건강 비결

05. 최윤정
내 목숨과 바꿀 뻔한 두 아들, 그리고 건강한 삶

06. 양 선
명상과 함께 꾸준한 건강 루틴

07. 심푸른
삶과 몸 사이의 끝없는 수다

08. 안은숙
글 쓰는 작가의 건강 규칙

09. 조대수
내 건강 비법은 내 인생 안에 있었다

10. 한준기
내 삶의 건강 비결은 마라톤

NO.1

우경하

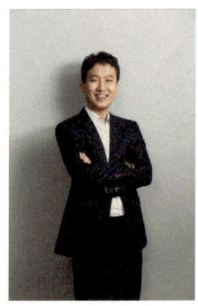

❑ 소개
1. 나연구소 대표
2. 출판사 인생이변하는서점, 피플북 대표
3. 한국자서전협회장
4. 전자책, 공동저서. 자서전 출판 전문
5. 온라인 오프라인 500회 이상 강의 코칭
6. 전자책, 종이책 포함 170권 이상 출판
7. 누적 출판작가 600명 이상 배출
8. 닉네임: 100권작가

❑ 연락처
1. 네이버 검색: 우경하
2. 유튜브 검색: 나연구소

40대 중반 남성의
건강 비결

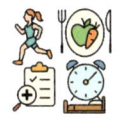

나는 키 180cm, 몸무게 72kg인 40대 중반의 남성이다. 오랫동안 65kg 정도를 유지하다 2~3년 전부터 살이 조금 쪘다. 내 키면 평균 몸무게가 80kg이라고 하니 마른 편이다.

일이 재미가 있고 한창 왕성하게 일할 젊은 나이라서 아직은 건강이 최우선은 아니지만, 주변 사람들의 건강과 관련된 이슈들이 있고 점점 나이가 들어가면서 건강에 대한 중요성을 인지하며 조금씩 관심을 가져보고 있다.

나는 주로 의자에 앉아서 모니터를 보면서 글 쓰는 일을 많이 한다. 머리를 쓰는 일이다 보니 우선 집중력이 필요하고 오래 앉아 있기에 체력도 중요하다.

나는 건강을 유지하기 위해 다음의 것들을 하고 있다.

1. 손과 발 지압하기

지압은 중학생 때부터 시작했다. 집이 경상북도 안동인데 음식들이 대부분 맵고 짰다. 명절에 고향에서 엄마가 해준 된장찌개를 먹으면 *'어릴 때부터 이렇게 음식들을 짜게 먹었었나?'*라는 생각이 든다. 그래서 그랬는지 어릴 때 위가 좋지 않았고 아빠도 48살, 지금의 나보다 4살 더 많은 젊은 나이에 위암으로 돌아가셨다.

그 당시는 인터넷과 스마트폰이 없던 시절이라 서점에서 건강 관련 책들을 보면서 지압을 알게 되었다. 그때 이후로 수시로 손과 발을 두드리고 누르고 따뜻하게 한다. 그 이후로 두통, 소화불량, 긴장 등이 오면 지압을 한다.

2. 장운동과 발끝치기

30대 후반 직장인 시절, 생전 처음으로 우울증을 경험했다. 그것도 매우 심했다. 인지력과 기억력이 심하게 떨어져서 정상적인 생활이 힘들었다. 바보가 된 것 같았다. *'어? 내가 왜 이러지?' 뇌에 이상이 있나?* 하는 생각에 두려웠다. 머릿속에 안개가 낀 것 같았고 이러다 죽는 건 아닌가 하는 공포감마저 들었다.

내가 생각하는 원인은 과로와 스트레스였다. 당시 조명 회사에 다녔는데 현장에 납품한 몇천만 원의 제품들에 하자가 발생해서 그 일을 수습하기 위해 1주일 넘게 공장과 현장을 밤낮없이 오가며 육체적, 정신적으로 매우 힘들었다.

뇌에 이상이 있나 싶어서 병원에서 CT를 찍었는데 별다른 이상은 없었다. 심리와 정신적인 원인이 컸던 것 같다. 약을 먹었지만, 너무 졸려서 먹지 않았다. 힘든 시간을 보내던 중 무언가에 이끌려 단월드 창동 센터에서 수련을 시작했다. 놀라웠다. 명상, 기체조, 장운동, 온몸 두드리기, 발끝치기 등의 수련으로 몸과 마음이 놀랍도록 좋아졌다. 한 달 만에 우울증은 싹 치료되었고 이전보다 훨씬 더 에너지가 좋아졌다. 이후 수시로 그 동작들을 하면서 건강을 유지하고 있다.

3. 근력 운동하기

어렸을 때 아저씨들의 볼록한 배가 매우 보기가 싫었다. 크면 다른 건 몰라도 배는 안 나오게 해야겠다고 생각했었다. 요즘 매일 앉아서 일을 하니 아랫배가 나오기 시작해서 사무실에서 소소한 운동을 시작했다. 사무실 한쪽 벽면에 거울을 붙여놓고 아령, 완력기, 팔굽혀펴기, 에어스텝퍼 등으로 근력 운동을 하고 요가 매트에서 스트레칭을 틈틈이 하고 있다.

4. 마음 편하게 살기

스트레스가 만병의 근원이라는 말도 있듯이 마음 편하게 살기를 선택한다. 30대 후반 인생의 벽을 만나 나를 찾기 시작했고, 더불어 마음공부를 하며 자연의 이치, 삶의 원리 등에도 관심을 갖게 되었다. 그러면서 치유와 감정 정화를 경험했다. 덕분에 자신감과 자존감이 높아지고 나름대로 세상을 바라보는 통찰력과 눈이 생겼다. 또 무한 긍정 마인드가 생겼다.

과거 직장인 때는 불안한 미래, 불편한 사람들, 하기 싫은 일 등으로 인해 많은 스트레스를 안고 살았다. 하지만 지금은 밝은 미래를 그리고 있고 좋고 긍정적인 사람들과 하고 싶은 일을 하면서 행복하고 자유롭게 살고 있다. 힘든 순간이 오면 모든 것은 나를 위해 존재하고, 결국 잘될 거라고 믿는다.

몸과 마음은 하나고 서로 연결되어 있기에 균형과 조화가 중요하다. 이것들이 지금 내 삶의 건강 비결이다.

NO.2

이은미

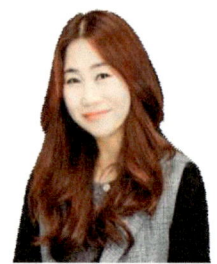

❏ 소개
1. 오색발전소 대표
2. 한국미래평생교육원장
3. 오색그림책방 운영
4. 한국작가협회 부회장 & 포천지부장
5. 그림책심리성장연구소 경기1지부
6. 전자책, 공동저서, 자서전출판 전문
7. 종이책, 전자책, 그림책, 개인저서 포함 58권 작가

❏ 연락처
1. 블로그: https://blog.naver.com/mi2241
2. 네이버 검색: 그림책코치 이은미, 오색그림책방

삶을 바꾼
아침과 밤의 약속

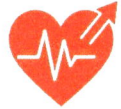

✓ 건강 비결 1. 경험의 시작

나이가 들면서 아침에 눈을 뜨는 것이 버거울 때가 있다. 바쁘게 움직이고 숨을 쉬고, 버티는 것만으로도 하루가 고된 날들이 많다. 그때 생각했다. '조금만, 정말 아주 조금만 나를 아껴볼까?' 그 작은 다짐이 오늘의 나를 만들었다. 거창한 변화도, 대단한 결심도 아니었다. 아주 사소하고 조용한 건강 루틴. 하지만 그 작은 실천들이 내 삶을 천천히, 그러나 확실하게 바꿔놓았다.

아침. 눈을 뜨자마자 나는 작은 습관 하나로 하루를 시작한다. 따뜻한 물과 찬물을 섞은 '음양탕'을 한 컵 가득 마시는 것. 처음에는 단순한 호기심이었다. 사람의 몸은 70%의 수분이 채워져야 한다는 이야기를 들었다. 강의하니 물을 많이 마시는 편이기에 음양탕은 생각하지 못했다. 하지만 내 몸은 생각보다 솔직했다. 잠드는 동안 굳었던 몸이, 물 한 잔으로 서서히 깨어났다.

몸속 깊숙한 세포 하나하나가 기지개를 켜는 기분이 들었다. 그리고 이어지는 30분 스트레칭. 처음엔 몸이 뻣뻣해서 10분도 버겁던 시간이, 어느새 나를 하루 종일 가볍게 만들어주는 마법 같은 시간으로 바뀌었다. 땀 한 방울 없이도 몸이 풀리고, 마음이 차분해진다. 이 작은 루틴 덕분에 나는 책방에서, 거리에서, 사람들 속에서도 중심을 잃지 않는 자신감을 얻었다.

✓ 건강 비결 2. 하루를 맺는 작은 의식

밤이 되면, 하루를 정리하는 또 하나의 작은 약속이 있다. 맨손 스트레칭. 모든 일과를 마치고 침대에 눕기 전, 잠든 강아지 옆에서 가볍게 몸을 움직인다. 크게 무리하지 않고, 딱 15~20분. 허리, 어깨, 종아리를 쭉쭉 늘려주면서 오늘 하루 내 몸이 고생한 만큼 고마움을 전한다. 몸을 다독이다 보면 신기하게도 마음도 풀어진다. *"오늘도 수고했어."* 스스로에게 건네는 이 말이, 잠들기 전 나를 가장 따뜻하게 안아준다.

그리고 주 3회, 이론서를 읽으며 실천하는 '모닝 미라클'. 책을 읽고, 마음에 담고, 다음날 바로 작은 변화를 만들어내는 것. '지금의 나'가 '더 나은 나'로 이어지는 작은 다리 같았다. 건강은 거창한 것이 아니다. 아주 작은 실천의 반복이, 내 몸과 마음을 서서히 바꿔나갔다.

✓ 건강 비법 3. 삶의 변화, 그리고 전하고 싶은 이야기

이 루틴을 시작한 지 3년이 지나자, 나는 느꼈다. 몸이 가벼워지면 마음도 가벼워지고, 마음이 가벼워지면 인생이 달라진다는 걸. 몸이 무겁고 마음이 지칠 때는 세상이 다 적처럼 느껴졌는데, 지금은 같은 세상, 같은 사람들 속에서도 더 많이 웃고, 더 깊이 사랑하

고, 더 쉽게 감사하게 되었다. 누구에게나 삶은 바쁘고, 몸은 늘 피곤하다. 덕분에 나는 알게 되었다.

건강이란 '나중에' 챙겨야 할 것이 아니라, '지금, 이 순간' 나를 존중하는 태도라는 것을. 앞으로도 나는, 내 안의 작은 정원을 매일 가꾸어 나갈 것이다. 물 한 잔의 따뜻함, 몸을 일으키는 부드러운 움직임, 자신을 다독이는 말 한마디. 이 모든 것들이 모여, 시간이 지나면 나를 더욱 빛나게 할 것이라고 믿는다. 크게 변하려 하지 않아도 괜찮다. 오늘 한 걸음. 그리고 내일 또한 걸음. 그것이 결국 나를 가장 먼 곳까지 데려다줄 테니까.

건강은 삶을 위한 작은 연습이다. 그리고 나는, 날마다 연습하며 살아가기로 했다. 건강은 거창한 운동이나 특별한 프로젝트로 지켜지는 게 아니라고. 아침의 한 컵, 저녁의 15분, 그리고 매일의 작은 의식. 그걸 지키는 것만으로도 우리는 우리 자신을 충분히 지킬 수 있다. "작은 약속이 큰 변화를 만든다." 내가 내게 했던 약속들이, 나를 여기까지 데려왔다. 오늘, 이 글을 읽는 당신도, 오늘 아침, 오늘 밤, 단 한 번이라도 스스로와 약속해 보길 바란다. 그리고 나처럼, 작은 기적을 만나기를 응원한다.

NO.3

조유나

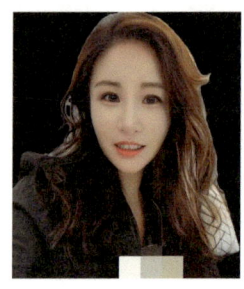

❑ **소개**
1. 유나리치 인카금융서비스 대표
2. 한국개척영업컨설팅연구소 대표
3. 더 베스트금융 연도대상 금상
4. 개척영업 전국 1위 인기강사.
5. 1대1영업진단 코칭, 억대연봉 메신저
6. 전자책, 종이책 포함 16권 출판
7. 개척으로 연도대상. 억대연봉 수강생 다수
8. 닉네임: 유나리치 개척여신 조유나
9. 개척 오픈 톡방 900명 설계사 방장
10. 설계사 브랜딩을 디자인하는 인생카운슬러

❑ **연락처: 010-2415-5999**
1. 네이버 검색: 조유나의톡톡
2. 블로그: younarich1004
3. 인스타: @younarich
4. 유튜브: 조유나의톡톡

건강은 나의 영업력이다!

걷고 마시고 살아있는 삶에 감사하다.

1. 건강은 삶의 기반이다

살면서 우리는 많은 것을 얻고 잃는다. 성공도 실패도 인간관계도 그렇다. 그러나 변함없이 지켜야 할 단 하나는 '건강'이다. 건강이 없다면 어떤 목표도 이루기 어렵다. 나는 이 사실을 일찍 깨닫고, 건강을 삶의 축으로 삼았다.

내 아침은 건강 주스로 시작된다. 신선한 과일이나 독일 PM 주스를 마시며 내 몸을 깨운다. 중요한 건 '오늘도 나를 돌보자'라는 마음가짐이다. 커피를 줄이고 건강한 주스로 하루를 여는 것, 그것이 나를 긍정적으로 만든다.

2. 걸으며 쌓는 건강

사람을 만나는 일을 하다 보니 이동이 많다. 뚜벅이로 영업했던 7년간, 걷기의 가치를 알게 됐다. 걸으며 계절의 변화를 느끼고, 생각을 정리하며, 좋은 아이디어가 떠오르기도 한다.

하루 10,000보를 목표로 하지만 숫자에 얽매이지 않는다. 비가 오거나 추운 날에도 걷는다. 걷는 시간은 곧 나와 대화하는 시간이다.

3. 튼튼한 몸을 위한 건강식품

나이가 들수록 몸의 회복력이 떨어진다. 그래서 영양제도 꾸준히 챙긴다. 건강식품을 고를 때는 가격이나 브랜드보다 '신뢰할 수 있는 성분' 기준이 있다. 하지만 아무리 좋은 건강식품이라도, 식습관과 운동이 함께하지 않으면 소용없다.

4. 건강한 몸, 건강한 마음, 건강한 인생

나는 건강을 단순히 병에 걸리지 않는 상태로 보지 않는다. 몸과 마음이 균형을 이루며 활력 있게 살아가는 것, 그것이 진정한 건강이다. 그래서 매일 감사 일기를 쓴다. 작은 일에도 감사하며 스트레스를 줄이고, 마음을 따뜻하게 다진다. 건강 습관은 단순한 습관이 아닌, 나 자신을 아끼는 태도이자, 미래를 준비하는 과정이다.

5. 앞으로도 꾸준히, 그리고 나답게

앞으로도 매일 건강 주스를 마시고, 걷고, 건강식품을 챙길 것이다. 때로는 흐트러질지라도, 나를 소중히 여기는 이 기본 원칙은 변하지 않는다. **"건강한 몸에 건강한 정신이 깃든다."** 건강한 정신은 결국 건강한 인생을 만든다.

나는 나를 지키며 앞으로도 힘차게 걸어갈 것이다. 오늘도 건강 주스 한 잔을 들고, 힘찬 걸음으로 세상에 나선다. 이것이 나의 건강 습관이며, 나의 삶이다.

6. 건강은 곧 영업력이다

건강은 나의 영업력에도 직접 연결된다. 건강한 몸과 마음이 있어야 고객을 만날 때, 강의를 할 때 더 밝은 에너지를 전할 수 있다. 영업은 지속적인 에너지와 열정이 필요하다.

결국 건강이 곧 나의 경쟁력이고, 고객에게 더 나은 서비스를 제공하는 원동력이다.

너와 내가 함께 부자 되는 -YOU & NA RICH
개척영업의 기술을 알려주는 개척여신 조유나

-you & na rich- 조유나의톡톡

NO.4

박선희

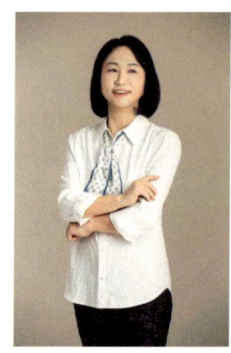

❑ 소개

1. 더원인재개발원 / 더원출판사 대표
2. ㈜ESG경영연구원 이사
3. (재)경남여성가족재단 리더아카데미강사
4. 한국평생교육사협회 상임이사
5. 한국자서전협회사무국장. 창원지부장.
   전자책출판전문가 강의 진행.
6. [전]경남카네기리더십연구소 전문강사
7. 교육학박사수료
8. 작가, 블로거
9. 네이버 인물검색: 박선희작가/닉네임: 오이작가

❑ 연락처

1. 블로그: https://blog.naver.com/wakeupsun
2. 네이버 검색: 박선희작가, 전문직업인

활력이 넘치는 내 건강 비결

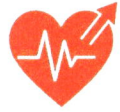

나를 찾는 하루 5분 코칭 스킬
1. 내 삶의 건강 비결을 떠올려 보자
2. 선천적 요인과 후천적 요인을 생각해 보자
3. 독자에게 전하고 싶은 한 줄 메시지는 무엇인가?

"박 대표, 정말 궁금해서 물어보는 건데, 활력이 넘치는 건강 비결이 뭐요?"

"건강 비결요? 글쎄요. 부모님으로부터 타고난 DNA라고 할까? 별걱정 안 하는 편이에요."

평소 친하게 지내는 이 대표님과 내 대화다.

수강생들로부터 열정적인 강의를 하는 비법을 질문받기도 한다. 심지어 집에 산삼을 재배해서 먹느냐는 질문도 받았다. 내 건강의 비결을 정리해 본다.

1. 타고난 DNA

친정어머니는 포항 바닷가 태생이다. 거친 바다에서 나고 자라 수영은 기본이고 잠수도 곧잘 한다. 아버지는 고성 산골에서 자라 어려서부터 들로, 산으로 일해야 했다. 두 분 모두 가난했기 때문에 평생 부지런하게 살았다고 한다.

아버지는 장난을 잘 쳤다. 경상도 남자 특유의 무뚝뚝함과 버럭 화를 잘 내기도 했지만, 기분 좋을 때는 농담도 잘한다. 부모님은 힘든 일이나 고난이 있을 때 "*어쩌겠어? 살아야지. 해 내야지. 똥 밭에 굴러도 이승이 낫다.*" 하며 다시 일어서곤 했다. 선천적으로 긍정적이다.

지금의 나는 과거 조상의 DNA를 물려받았다. 선한 것은 발전시키고, 악한 것은 줄여야 한다. 잘 성장한 DNA를 후대에 물려 줘야 할 사명이 있다. 나는 매일 성장한다.

2. 호기심과 재미

나는 호기심이 많다. 사람에 대한 호기심, 사건에 대한 호기심, 낯설거나 새로운 것에 대한 호기심. 사소한 것도 궁금한 것은 꼭 물어보고, 찾아본다. 그래서 배우는 것이 많다. 결코 당연하게 생각하지 않는다. '왜 그럴까?' 궁금해한다. 새로운 사람, 새로운 것을 대하는 것에 대한 두려움이 적다.

일을 할 때도 재미를 찾는다. 반복된 일, 지겨운 일도 '재미있는 게 뭘까?'를 생각한다. 아무리 똑같은 일상이라 해도 어제의 하루와 오늘의 하루는 전혀 다른 하루다. 사람이 바뀌고 내가 바뀐다.

여행이란 '새로운 곳을 가는 것'도 여행이지만, '아는 곳을 새롭게 보는 것'도 여행이다. 내가 좋아하는 말이다. 새롭게 보는 눈, 관점의 전환이 건강의 비결이다.

3. 가족과 나, 그리고 사람

가족과 같이 밥 먹고, 자고, 놀고, 매일 통화하고, 같이 시간 보내는 것을 좋아한다. 당연한 얘기라 할 수 있지만, 아이들이 커 갈수록, 나이가 들수록 가족이 같이 밥 먹는 기회가 줄어든다. 소중한 시간이다.

4. 규칙적인 생활과 운동, 명상

규칙적인 기상, 매일 하는 헬스, 걷기, 명상이다. 술, 담배는 하지 않는다. 운동을 즐긴다. 30대에는 마라톤에 흠뻑 빠지기도 하고, 수영, 서핑, 자전거 가리지 않았다. 50대가 되면서 종목을 바꾸었다. 아침 헬스는 하루의 보약이며 보험이다. 건강한 몸에 건강한 정신이 깃들 수 있다. 변화하려면 몸 먼저 바꾸고, 주변 정리정돈부터 해야 한다. 4월부터 '불교 명상 전문가 2급 과정'을 하고 있다. 이론교육, 실습일지, 2박3일 양성 과정을 참여해야 자격증을 받을 수 있다. 취득할 날이 기대된다.

5. 매일 쓰는 감사일지

매일 감사일지와 하루 한 컷 사진을 남긴다. 하루의 흔적을 남기는 단순하고 반복적인 행동이지만, 내 마음의 건강 척도다. 내가 바라는 팔순의 선희를 그려본다. 그녀는 가족과 사랑하는 사람들에 둘러싸여 있다. 호기심과 재미를 갖고 나눔을 잘하고, 잘 웃는 '호호 할머니'다. 당신도 미래의 자신을 그려보라. 지금은 건강하게 살 때이다.

NO.5

최윤정

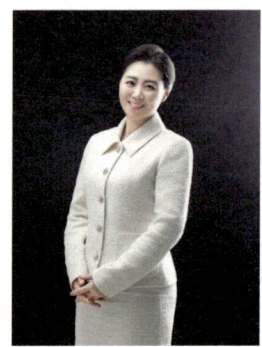

❏ 소개

1. 윤정교육연구소 소장
2. 공저 '내 삶을 바꾼 책' 베스트셀러 작가
3. 공저 '내 삶의 산전수전' 베스트셀러 작가
4. 공저 '내 삶을 바꾼 귀인' 베스트셀러 작가
5. 공저 '내 삶의 감사일기' 베스트셀러 작가

❏ 연락처

1. 블로그: https://blog.naver.com/fancyyj
2. 메일: fancyyj@hanmail.net

내 목숨과 바꿀 뻔한
두 아들, 그리고 건강한 삶

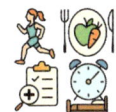

나의 건강 비결을 묻는다면, 나는 주저 없이 두 아들이라고 말할 것이다. 아이들을 낳으며 난산을 겪었고, 그 과정에서 생사의 경계를 넘나들었다. 첫째를 출산할 때, 유착태반으로 자궁과 태반이 분리되지 않아 극심한 출혈을 겪었다. 기절하고 깨어나니, 의료진과 가족들은 사색이 되어 나를 바라보고 있었다.

남동생과 친구가 병원까지 달려와 나를 이송하는 데 도움을 주었고, 나는 그날 분만실 침대를 떠날 수 없었다. 3일 동안 분만실에서 지내며, 밤마다 잠들면 다시 깨어나지 못할까 두려웠다. 둘째 때도 상황은 크게 다르지 않았다. 기절까지는 하지 않았지만, 또다시 많은 출혈로 수혈을 받아야 했다.

남들은 자연분만 후 바로 회복한다고 하지만, 나는 두 번의 출산 모두 철분 주사와 수액이 양팔에 꽂힌 채 몇 날 며칠을 병원에서 보냈다. 만약 경험 많은 의료진이 아니었다면, 대학병원으로 이송되던 중 사망했을지도 모른다. 실제로 그런 사례를 종종 접했기에, 나의 부모님은 지금도 그때를 떠올리며 가슴을 쓸어내리곤 한다.

출산 후 나의 건강 상태는 심각했다. 철분제를 맞고 나면 잠시 회복되었다가도 다시 기운이 빠지는 일이 반복되었다. 혈관이 약해져

간호사들은 혈관을 찾기 어려워 여러 번 찔러야 했고, 몸은 점점 더 약해졌다. 하지만 아이들을 위해서라도 나는 건강을 되찾아야 했다. 부모님의 극진한 보살핌과 한약, 영양가 있는 음식 덕분에 조금씩 기력을 회복할 수 있었다.

그러나 육체적 건강뿐만 아니라 정신적 건강도 중요했다. 출산 후 찾아온 산후 우울증과 육아 스트레스는 누구도 피할 수 없는 것이었다. 해결 방법을 찾아야 했고, 나는 공부를 선택했다. 『베이비 위스퍼』, 『삐뽀삐뽀 119』 등 육아 필독서를 정독하며, 지식으로 불안을 이겨내고자 했다.

육아 스트레스는 출산의 고통마저 잊게 할 만큼 컸다. 독박 육아와 일, 공부까지 병행하면서 쉽게 지칠 수밖에 없었다. 그럴 때마다 나는 운동을 시작했다. 봄, 여름, 가을에는 수영하고, 겨울에는 요가하며 몸을 움직였다. 점심시간에는 짬을 내어 산책하며 신선한 공기를 마셨다. 그리고 책을 읽었다. 드라마나 게임보다 오직 독서만이 나를 진정시키고 스트레스를 해소해 주었다.

또한, 부모 교육과 상담을 병행했다. 감정 코칭, 부모 자녀 관계 수업, 하브루타 교육 등 다양한 프로그램을 찾아다니며 배웠다. 대학원 박사 과정 중이었던 나는 학교 상담 센터에서 1년 동안 상담을 받았다. 감정을 쏟아내고 상담사의 조언을 들으며 조금씩 변화되었다.

어느 날, 나는 스스로 상담 종료를 결정할 만큼 건강한 정신 상태가 되어 있었다. 상담과 교육이 시너지를 이루며, 나와 가족의 삶을 변화시켰다.

이제 두 아들은 사춘기를 맞이했지만, 건강한 가정 속에서 흔들림 없이 성장하고 있다. 아이들은 우리 가족을 '정말 좋은 가정'이라 말하며, 또래 친구들의 가정과 비교해 화목함을 더욱 실감한다고 한다. 부모와 대화조차 하지 않는 친구들, 부모에게 학대를 받는 친구들을 보며, 우리 가정의 소중함을 더욱 깨닫는 것이다.

만약 내가 두 아들을 낳지 않았다면, 지금의 나는 없었을지도 모른다. 나는 출산과 육아를 통해 내가 부족한 점을 깨달았고, 그것을 극복하며 성장했다. 내 감정을 제대로 인식하고 관리하는 법을 배웠다. 그리고 지금 이 글을 읽고 있는 당신에게 말하고 싶다.

우울한 감정, 화, 스트레스는 결코 부끄러운 것이 아니다. 그것을 해결할 방법을 찾는 것이 중요하다. 필요하다면 상담을 고려하길 바란다. 나는 상담 덕분에 나 자신을 되찾았고, 우리 가족을 지킬 수 있었다. 지금의 건강한 나와 화목한 가정이 있기까지, 두 아들은 내게 가장 소중한 선물이자 삶의 원동력이었다.

NO.6

양 선

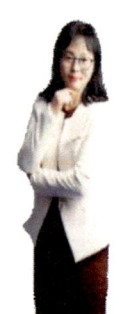

❏ **소개**
1. 여여나무연구소 대표
2. 여여나무연구소 출판사 대표
3. 체질 직업전문가, 기획 프로그램전문가
   당신 인생 운전대는 안녕하신가요? [心記心出]
4. 한국작가협회 이사겸 김해지부장
   한국자서전협회 김해 지부장
5. 전자책, 공동저서, 장애인전자출판, 재활전문서적,
   자서전 출판 전문,
6. 전자책, 종이책 기획포함 21권이상 출판 현재 계속 진행
   옴니버스 시리즈 1편부터 7편 주간 베스트셀러 왕관등극
   4월 8편 출간 준비
7. 부산진구봉사센터 캠프장 가야2동 6년차

❏ **연락처**
1. 네이버 검색: 양선
2. 블로그 검색: https://bing.naverc.com/

명상과 함께 꾸준한 건강 루틴

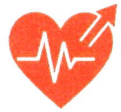

몸이 아프고 난 후 스스로 만든 건강 습관이 있다. 50대인 나를 건강하게 도와주는 내 건강 루틴을 소개한다.

1. 기상 시 필요한 운동

아침에 눈을 뜨면 누운 상태로 이부자리에서 온몸을 자연스럽게 살짝 조금씩 흔들어 준다. 왜냐하면, 내 몸에게 일어나라고 머리부터 장기와 발끝까지 신호를 주기 위함이다. 그리고 손가락부터 시작해서 양쪽 팔과 배를 양손으로 토닥토닥 두드린다. 그다음은 가슴 부위, 어깨, 얼굴, 머리카락까지 다듬어 주고 몸을 옆으로 돌려주면서 일어난다. 이후 손과 팔에 힘을 주면서 기상한다. 그리고 발가락 끝부터 허벅지 방향으로 토닥거려 준다.

2. 음양탕 마시기

난 음이면서도 양인이다. 아침에 음양탕을 먼저 마신다. 냉수와 온수를 섞어서 마신다고 해서 음양탕이다. 이 물은 체질과 상관없이 마시는 물이다. 신체를 깨워 주는 역할을 하고 몸에 신호를 준다. 또는 우리나라는 급하게 마시는 행동을 많이 하는데, 내가 역류성 식도염이라 후두염을 방지하기 위함과 위장을 깨워주는 역할도 한다.

이 물을 마시면 나의 몸속 안 단전까지 물이 들어가는 것을 느낀다.

3. 마당에서 간단히 스트레칭하기

날씨가 안 좋으면 실내에서 하지만 대부분 작은 마당에서 스트레칭을 한다. 식사 전 머릿속부터 발까지 맑은 공기를 신체에 채워 넣기 위한 복식 호흡으로 몸에 보호기를 만들어 주는 역할이다.

내 몸에 스트레스를 방지하는 보호기를 만들어 주는 보호 근육이다. 예전에는 스트레스를 받으면 위장이 먼저 영향을 받았다. 일이 잘 해결이 안 될 때와 새로운 환경에 적응할 때 경우 스트레스를 많이 받는다. 이를 극복할 기를 모으고 신체 보호막을 만들어 준다. 명상하기 전에는 몸이 아주 힘들었다. 하지만 지금은 감기나 심한 감염병에 걸리지 않는 이상은 웬만한 것은 명상과 기를 통해 스스로 몸으로 치유할 수 있어서 몸이 편해졌다.

4. 무조건 일찍 잠자기

잠을 잘 잔다. 신체에 제일 중요하고 몸을 정리하는 시간이 수면 시간이다. 우리가 사무실에서 일하고 모든 것을 정리하는 것과 같다. 예전에는 하루에 짧게는 3시간밖에 잠을 못 잤다. 그러다 보니 내 몸은 점점 나빠지고 있었다. 잘 못 자서 건강이 나빠지고 여러 가지 고통으로 생활했고 치료를 받아 왔다. 지금은 일찍 자고 아침에 일찍 일어난다. 또, 스스로 몸을 다듬고 치유할 수 있게 되어서 자유롭다.

5. 건강한 식사 하기

하루 두 끼처럼 네 끼를 먹는 내 식사는 오전 8시 이전에 끝난다. 아들이 직장 생활을 하면서 식사 시간이 변경되었다. 아침에 일어나면 아들과 먹는 숭늉이 첫 끼다. 새벽에 일어나면 음식이 위에 부담스럽기에 간단히 식사한다. 그리고 요플레를 집에서 만들어서 오트밀을 소주잔 두 컵 양을 그릇에 부어서 전자렌즈에 2분을 돌려서 익힌 다음 요플레와 간단히 섭취한다. 점심은 정식 혹은 한식 위주로 섭취한다.

일주일 중 세 번 정도는 고기를 섭취하면서 유산균과 뼈에 관련된 영양제를 먹는다. 만일 식사를 제대로 못 하면 영양제를 섭취 안 한다. 그냥 숭늉을 먹고 우유나 두유를 한 잔 마신다. 그리고 위장 운동을 위해서 손으로 배 마사지를 30분 정도 끼니마다 해 준다. 50대 전에는 조금씩 하다가 50대에 접어들고 체력이 안 좋은 상태라서 마사지를 꼭 해준다. 그래야 소화에 무리가 없다. 음식을 먹는 것이 행복하다. 그리고 운동은 필수다.

이렇게 하루하루 루틴을 지키며 건강을 지켜 나간다. 미래의 내 건강한 삶을 위한 투자이다.

NO.7

심푸른

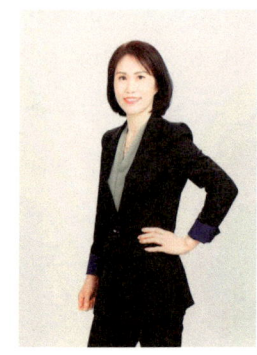

❑ 소개

1. 전남대학교 석, 박사학위 취득
2. 대한웰다잉협회 전문 강사
3. 대한웰다잉협회 광주 남구 지회장
4. 노인 사별 배우자 전문상담사
5. 노인통합교육지도사
6. 노인심리상담사
7. 한국자서전협회 광주지부장
8. 닉네임: 심프로, 로초 작가

❑ 연락처

1. 메일: mindonbook@naver.com
2. 블로그: https://blog.naver.com/simbluebook

삶과 몸 사이의 끝없는 수다

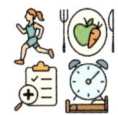

　65세 이상 시니어를 대상으로 복지관에서 강의할 때 일이다. 버킷리스트를 응용해서 꿈나무를 그리고 작성해 보는 시간이었다. 각기 다른 질문을 줬음에도 불구하고 세 명이 모든 항목에 건강, 건강, 건강이라고 쓰고 있었다. 게다가 한글이 서툰 80대 중반 시니어도 질문과는 무관하게 '건강이 채고'라고 써서 모두 한바탕 웃었었다.

　건강이라는 주제는 쉴 새 없이 입을 움직이게 만든다. 대중적으로 이슈가 되는 일상의 대화에서 건강만큼 인기 있는 소제가 또 있을까. 건강은 삶과 직결되는 수많은 이야기를 낳는다. 건강이 삶의 터닝포인트가 되었다고 말하는 사람은 드물지만, 건강 때문에 가진 것을 잃은 사람을 많이 보았다.

　남편은 8살 무렵에 아버지를 병으로 여의었다. 그 이별은 건강의 소중함을 마음 깊이 새기게 했고 이후 건강은 삶의 방향을 결정짓는 중요한 가치가 되었다. 매일 아침 출근 전에 30여 분씩 스트레칭하는 남편에게 건강을 지키는 방법은 단순하고 분명하다. 바로 '꾸준함'이다.
　매일 청소를 해도 먼지는 쌓인다. 청소를 미루면 어느새 감당할 수 없는 두께로 쌓인다. 건강도 그렇다. 하루아침에 얻을 수 있는 것이 아니다. 매일 조금씩 돌보고 지켜야 비로소 단단해지는 것이다.

내 삶의 건강 비결은 세 가지로 나눌 수 있다.
- ☑ 마음 건강 ⇨ 마음에 오래 담아두지 않고 대화로 풀기
- ☑ 육체 건강 ⇨ 걷기, 맨발 걷기 등 꾸준하게 움직이기
- ☑ 영적 건강 ⇨ 신앙으로 마음을 굳세게 지키기

제때 건강검진으로 관리해 온 것도 큰 힘이다. 무엇보다 묵묵히 따라와 준 내 몸에게 감사하다.

요즘은 아침에 눈을 뜨자마자 누운 채로 윗몸 일으키기 10개를 한다. 물 한 잔으로 몸을 깨운 뒤, 뒤꿈치를 들고 걷기와 척추를 앞으로 구부리는 동작도 빠뜨리지 않는다. 남편과 함께 스트레칭으로 몸을 풀면서 하루를 시작하는 것이 건강을 지키는 첫걸음이다. 걸어 다닐 때는 틈틈이 복식호흡을 하며 몸과 마음이 더 가까워지는 순간을 느끼려고 노력한다.

어린 시절 매일 걸어서 학교에 다닌 것이 기본 체력을 선물해 주었다. 참 감사한 일이다. 초등학교 때는 40분, 중학교 때는 무려 1시간(10리)을 걸어서 학교에 다녔다. 그 시간이 쌓여 육체적, 정서적으로 뿌리 깊은 내성을 길러준 것 같다. 잔뼈가 굵어지는 그 시절, 자연스럽게 기초체력이 다져진 셈이다. 그래서 나는 건강을 위해 가장 먼저 걷기를 추천한다.

나는 산골에서 태어났고 풀 종류로 만든 반찬을 가장 좋아한다. 굳이 채식 위주로 식단을 따르지 않아도 몸에 밴 습관이 그대로 반영되어 시장을 보면 결국 풀 잔치가 되어버린다. 나중에 정원을 가꾸게 되면 각종 야채를 심어서 매일 유기농 야채로 식단을 채우게

될 것 같다.

또 하나, 내 몸이 참 잘 반응하는 고기 음식이 있다. 코로나에 걸려 꼼짝 못 할 때, 감기로 기운이 없을 때, 몸살로 고통받을 때도 나는 이것부터 찾는다. 바로 흑염소탕이다. 내 몸에 약효가 있다고 느낀 이후로 보약처럼 찾게 된다.

나는 건강을 크게 잃어본 경험은 없지만, 건강이 중요하지 않다고 말할 수 없다. 건강에 대해 무지했던 나도 나이가 들어갈수록 특정 부위에 원치 않는 변화가 생기면 정신이 번쩍 든다. 노환으로 고생하는 엄마를 볼 때면 일상의 평온함이 건강과 불가분의 관계에 있다는 것을 절실히 느낀다.

삶과 몸 사이의 거리는 멀고도 가깝다. 건강을 둘러싼 끝없는 이야기 속에서 결국 시작과 끝에 건강이 자리하고 있다. 사람들의 수많은 수다 속에 건강의 비결이 숨어있는 것 같다. 건강에 관한 끝없는 수다는 반복해서 들어도 지겹지 않다. 평소 습관이 좋다면 이것이 바로 건강을 지키는 비결이다.

건강에 관한 끝없는 수다도 건강 비결이다.

NO.8

안은숙

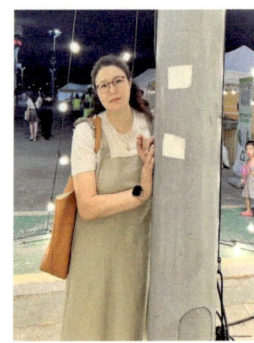

❏ 소개
1. 작가, 시인
2. 한국자서전협회 성동 지부장
3. 전자책 작가
4. 저서: 공주의 황금빛 날개, 바람의 정령 아이리스 로맨스(상),(하), 마지막 웨딩, 마이 엔젤, 안개꽃 당신(상),(하), 그리움은 나를 묻고, 인생 자서전 등

❏ 연락처
1. 네이버 검색: 안은숙
2. 유페이퍼 검색: 파키라

글 쓰는 작가의 건강 규칙

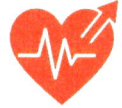

나는 오랫동안 앉아 글을 쓰는 편이라 사람들과의 소통이 많지 않은 편이다. 어느 순간부터 우울감이 찾아왔고 공황장애마저 오자, 삶의 질도 떨어지고 심리적으로 건강에 대한 적신호가 오지 않았나 싶어 걱정이 많았다. 그래서 나만의 여러 가지 규칙을 암묵적으로 정했다.

1. 우선 나에 대해 알자

내가 자서전 쓰기를 우경하 대표와 진행하면서 제일 먼저 마음속에 와 닿은 말이 있었다. 제일 먼저 해야 할 일은 "나를 먼저 알자"라는 단어였다. 이 말을 통해 그동안 나에 대해 너무 모르고 있었고 질문조차 던져본 적이 없으며 사랑해 본 적조차 없다는 사실을 깨달았다.

'*나는 과연 무엇을 좋아하고 어떤 성격일까?*'라는 질문을 던지니 갑자기 많은 생각이 들었다. 남들에겐 항상 포용적이고 이해심이 있지만, 정작 하루 있었던 일을 생각하며 내가 했던 행동은 비하했었다. 한 번도 나 자신을 칭찬해 본 적이 없었다. 항상 그런 부분 때문에 삶의 의욕이 저하되고 우울했으며 공황장애를 앓고 있었다. 알고 보면 마음속에 숨어있던 강박증에서 우러나온 것이 아닐지 생각된다.

2. 사람들과의 관계 정리

예전이나 지금이나 변하지 않는 것이 있다면 사람들을 너무 좋아해 맺고 끊기를 잘 못하는 우유부단한 내 성격이다.

그래서 항상 많은 사람과의 인연들로 안 좋은 말을 듣거나 스트레스받는 일이 생기면 하루 종일 우울했었다. 그러던 어느 날 강의 시간에 지금 내 나이대엔 자신의 가치관을 높이고 인간관계를 정리하는 것도 필요하다는 것을 알게 됐다. 처음엔 실행하기 힘들었지만, 천천히 거절하는 것부터 실천했다.

마음속은 항상 불편했지만, 난 그 부분을 이겨내는 것도 자신의 기술이라고 생각했다. 다음으로 실행한 것은 글을 쓸 땐 휴대폰을 무음으로 해놓거나 메시지도 내가 시간이 날 때만 확인하기였다. 예전엔 많은 사람과 대화하다 보니 확실히 에너지가 너무 뺏겨 내가 할 일을 못 할 때가 많았다. 공황장애를 앓고 있는 나에게는 확실히 효과가 있었고 내 마음의 자유로움도 느꼈다.

3. 음악으로 마음 치료하기

안정감을 유지하고 마음을 치유하는 데엔 음악이 꼭 필요하다고 생각한다. 공황장애로 인해 감정 기복이 심한 나에게 어느 순간부터 필수조건이 되어 버렸다. 처음에는 '*음악으로 치료가 될까?*'라는 생각이 많았지만, 상황이나 기분에 따라 다양한 음악을 들으면서 글도 쓰고 마음도 안정이 되는 것 같다.

음악은 사람의 마음을 안정시켜주고 순화해 주는 감초 같은 역할을 하는 것 같다.

음악 감상은 생각보다 다음과 같은 많은 치유 효과가 있다.

✓ 스트레스 감소: 긴장을 완화하고 마음을 진정시킨다.

✓ 기분 전환 및 우울증 완화: 좋아하는 음악을 들으면 뇌에서 도파민, 세로토닌 같은 호르몬이 분비되어 우울감이 줄어든다.

✓ 집중력 및 기억력 향상: 클래식 음악은 집중력과 기억력에 긍정적인 영향을 준다.

✓ 수면 질 개선: 조용하고 편안한 음악은 수면을 유도하고 숙면을 돕는 데 효과적이다.

4. 수면의 질 높이기

글을 쓴다는 이유로 내 생활은 항상 불규칙하다. 삶의 행복감과 효율을 올리기 위해 나만의 규칙을 정했다. 바쁘더라도 무조건 시간이 날 때마다 잠을 잔다. 수면의 질을 높이기 위해 시간 날 때마다 남편과 중랑천 뚝방 길을 걷고 자연적인 방법으로 치유하려고 노력한다. 사람마다 살아가는 패턴이 다르듯 에너지 소비량을 늘리기 위해 최대한 집안에서도 활동 반경을 넓히고 많이 움직인다.

가정 내에서 하는 것은 운동이 되지 않는다고 하지만, 나는 개인적으로 스트레칭을 병행한다. 그렇게 하니 훨씬 더 수면의 질이 높아지는 것 같다. 만병의 근원이 스트레스이듯 바쁘게 움직이고 체력을 소모하면 그만큼 잠을 자는 데 도움이 되는 것 같다. 스트레스가 많이 쌓일 땐 음악을 틀어놓고 춤을 추기도 한다. 남들 눈에 띄지 않으니 그만큼 좋은 방법은 없는 듯하다.

NO.9

조대수

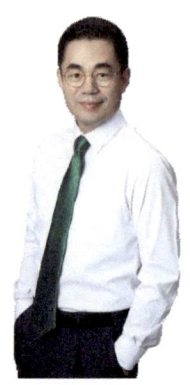

□ 소개

1. 화법연구소 대표 / 백년멘토 대표
2. "대수굿TV" 제일 쉬운 법인영업, 세일즈 심리학 유튜버
3. 화신사이버대학 특임교수(상담심리)
4. 금융사, 관공서, 기업, 대학교 등 3,000회 이상 소통, 유머 강의
5. 전자책, 종이책 포함 10권 이상 출판
6. 밴드 "조대수의 공감, 소통 멘탈케어" 5천 명 이상
7. 닉네임: 대수굿! / 대수언니

□ 연락처

1. 네이버 검색: 조대수(010-5232-7849)
2. 유튜브 검색: "대수굿TV" 금융, 세일즈 심리학 유튜버

내 건강 비법은
내 인생 안에 있었다

악화가 양화를 구축한 내 건강 비결

나는 건강하게 자란 사람이 아니다. 어렸을 땐 갖은 병치레로 고생했고 조금만 무리해도 코피가 터졌다. 건강을 챙길 형편도, 웰빙 가정에서 자란 것도 아니었다. 그런데 사람들은 종종 묻는다.

"어떻게 그렇게 젊어 보이세요? 건강 비결이 뭐예요?" 그럴 때 나는 절대 가볍지 않은 음성과 미소로 답한다.

"내가 자라난 환경 덕분이에요."

나는 탄광촌에서 자랐다. 공기는 늘 검은 먼지로 가득했고, 밤이면 술에 취한 어른들의 고함과 행패가 골목마다 가득했다.
'이것이 인간의 삶이고 인생인가?'

어린 나는 마음속으로 다짐했다.
'술 마시고 남에게 피해 주는 사람이 되지 말자.'

이것은 지금까지 과음하지 않는 습관이 되었다. 그 다짐은 회사 다닐 때 강압적인 회식이나 지금의 혼술까지, 술로 인해 한 번도 정신을 잃지 않는 계기가 되었다.

또 하나, 내 아버지의 영향이다. 진폐증으로 마른 나뭇가지처럼 말라가며 숨쉬기도 어려운 와중에도, 저승사자 손을 잡을 때까지 담배를 놓지 못하는 아버지와 같은 병동의 환자들 모습에 충격을 받았다.

그날 나는 마음을 먹었다. '*저렇게 죽어가면서도 끊지 못하는 담배라면, 나는 절대 배우지 않겠다.*' 일부는 환경에 물들기도 하겠지만, 반대로 거부하는 때도 있다.

내 건강 비결은 의지가 아니라, 석가모니처럼 눈에 보이는 고통이 만들어준 다짐들이다. 교육이 아니라, 인간 세상 삶의 현장이 알려준 역선택이었다.

그리고 시간이 흐르며 내 몸을 지탱해 준 비결은 운동이다. 학생 시절 배운 배구, 어른이 되어 시작한 친구들과의 소통 골프, 수영, 자전거, 셔플댄스 등, 이러한 운동들은 나의 하체 근력과 심폐 건강을 지켜주는 보약이 되었다.

마지막 정신의 건강 비결은 "글쓰기"이다. 업무와 스트레스가 과중한 삼성에서 근무할 때부터 시작한 아침 편지 글쓰기이다. 마음이 복잡할 때, 감정이 흔들릴 때, 막연함 앞에서 나는 적는다. 글은 나의 감정을 정리해 주고, 많은 사람과 소통하게 해 주고, 내 생각을 젊게 만들어 준다.

내 건강의 비밀은 화려하지 않다. 고통에서 시작된 다짐, 몸의 즐거움을 찾은 운동, 마음을 씻어주는 글쓰기와 호기심. 이 세 가지가 나를 지탱해 주었다.

요즘 나는 90일 동안 "매일 재미난 시 쓰기"에 도전하고 있다. 시 한 편마다 새로운 엔도르핀이 솟고, 가슴속에 작은 희열이 춤춘다. 재미난 시 쓰기는 단순한 글쓰기가 아니라, 새로움에 도전하는 용기이자, 나의 젊음을 지켜주는 또 다른 비결이다.

한 줄 한 줄에 숨이 트이고, 매 순간 웃음이 늘어난다. 젊음은 나이가 아니라, 설렘으로 사는 마음의 상태임을 시가 알려준다.

그래서 나는 오늘도 내일도 건강하다. 세상에 대한 호기심과 새로운 도전에 대한 열정은 나에게 주지 못하는 것이 있다.

그것은 바로 늙을 시간도, 아플 틈도 주지 못한다. 신이 만약에 나에게 마지막 소원을 하나 들어주겠다고 한다면, 어머니의 건강도, 아내의 건강도, 아이들의 건강도 아니다. 단 1초의 망설임도 없이 나의 건강을 주문할 것이다.

그 이유는 바로, 내가 챙겨 주고픈 가족과 소중한 인연들 때문이다. 나의 열정과 가성비는 나를 위한 것이 아니라, 나를 아는 소중한 인연들 모두에게 가성비로 의미 있게 쓰이기 때문이다.

하고픈 것도, 나누고 싶은 것도, 몸도, 마음도, 인생도 그리하여 나는 건강해야 하는 이유와 구조를 갖췄다.

그게 나의 건강 비결이다.

NO.10

한준기

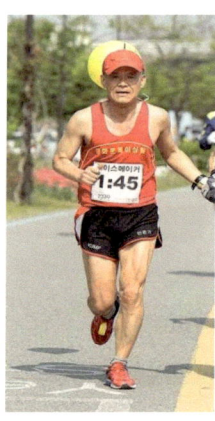

❑ 소개

1. 경기대 행정대학원 석사
2. 자서전, 전자책출판지도사, 한국자서전협회 인천 미추홀지부장
3. 종이책, 전자책: 20권 이상 발행
4. 시인, AI 강사, 디지털튜터스마트폰 지도사, 사회복지사
5. 마라톤 풀코스(42.195km):130회 완주
6. 울트라 308km, 537km, 622km 완주: 그랜드슬래머
7. 수상: 시장상, 국회의원, 도지사상, 헌혈: 53회
8. 블로그: 강*맛집 탐방 후기 50회 이상 등
9. 닉네임: 마라톤 명인

❑ 연락처

1. 네이버 검색: 한준기 (문의: hhh5906@hanmail.net)
2. 블로그: https://blog.naver.com/new8844

내 삶의 건강 비결은 마라톤

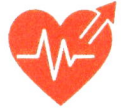

 돈과 명예를 잃으면 다시 벌거나 찾을 수 있지만 건강을 잃으면 평생을 잃게 된다는 옛말이 있다. 이 세상에 주인공은 바로 나다. 내가 없으면 이 세상은 존재하지 않는다. 숨을 쉬고 있어도 건강하지 못해 병원에 있거나 활동하지 않으면 만족스러운 삶을 보장하기가 어렵다.

 유페이퍼를 통해 출판한 전자책에도 있지만 나는 마라톤을 44살부터 시작했고 지금도 시간이 날 때마다 계속해서 운동한다.

 마라톤이 왜 좋은지 9가지만 알아보자.

1. 스트레스, 불안감 해소

 인간은 사회적 동물이라 혼자서는 살 수 없다고 한다. 생활 중에 보면 스트레스를 받고, 계획대로 안 되어 불안할 때가 있다. 이럴 때 운동화를 신고 달리면 엔도르핀이 품어져 나오면서 스트레스와 불안감이 해소되는 경우를 자주 경험했다.

2. 심장을 미친 듯이 튼튼하게 한다

 마라톤은 전신운동이다. 달리다 보면 심장 소리를 들을 수 있다. 쿵쿵, 혹은 힘들어서 헉헉하면서 가쁜 숨을 쉰다. 숨이 가쁜 숨은 곧 심장을 튼튼하게 만든다.

3. 심폐 지구력 상승

마라톤은 5km~ 풀코스(42.195km). 100km 이상 울트라가 있다. 힘든 마라톤을 하다 보면 우리 몸도 달리는 것을 기억한다. 꾸준히 뛰면 숨이 덜 차고 더 오래 달릴 수 있는 지구력이 향상되는 것을 볼 수 있다. 마라톤은 반복의 연습이다.

4. 살 빼는데 최고

마라톤을 취미로 하는 사람만큼 비만하거나 살이 많이 찐 경우는 겨의 못 보았다. 살이 찌게 되면 그만큼 몸무게가 많이 나가 잘 달리지 못한다. 나는 마라톤 외에 다른 운동은 하지 않는다. 아니 마라톤 할 시간도 부족한데 다른 운동까지 할 여유는 만들고 싶지도 않다.

5. 체력과 근력 향상

달리다 보면 나 자신도 모르게 근력이 향상되어 체력과 근력 모두가 UP이 된다. 체력과 근력이 없으면 원하는 목표 시간에 도달할 수 없어 자연적으로 근력운동을 하여 체력을 키워야 한다. 달리기의 기초는 근력운동이다.

6. 아름다운 몸매도 잡아 준다

마라톤은 힘든 운동이지만 왜 달리냐고 묻는다면 재미가 있어서 달린다. 달릴 때는 힘들지만 완주 후 쾌감은 힘든 것을 모두 없애버리고 완주했다는 쾌감이 더 오랫동안 남아 있다. 마라톤은 몸 전체로 달려서 당연히 아름다운 몸매를 가꿀 수 있다

7. 면역력이 강해 잔병치레가 없다

마라톤은 전신운동이다. 마라톤을 하면 면역력이 당연히 강해지기 때문에 잔병치레하는 경우가 거의 없다. 내가 감기 걸리거나 아프면 거짓말이라는 얘기를 많이 듣는다

8. 전신 건강에 긍정적인 영향력을 갖는다

마라톤을 하면 인생이 바뀐다. 항상 얘기한다. 힘들고 어려울 때일수록 더 달려야 한다. 달리면 엔도르핀이 발생하여 전신 건강에 긍정적인 영향력을 갖는다. 힘들 때는 힘든 마라톤도 했는데 생각이 들어 부정적인 생각을 갖지 못하게 한다.

9. 인내심과 성취감 폭발한다

처음 풀코스는 완주할 때는 이 세상 모든 것을 갖는 듯했다. 완주 후 쾌감은 달려 본 사람만이 알 것이다. 풀코스 구간 이외에 울트라 완주한 322km, 537km, 622km 완주 후의 생각을 해 본다. 그래서 앞으로도 더 어려운 환경이 닥쳐와도 어려운 풀코스, 울트라를 완주했기 때문에 인내심은 하늘을 찌른 것이다.

마라톤은 곧 자신과의 싸움이다. "마라톤 안 쥐약", "달리면 보약"이란 얘기가 있다.

무슨 수를 써서라도
혈당 스파이크만큼은 막아라

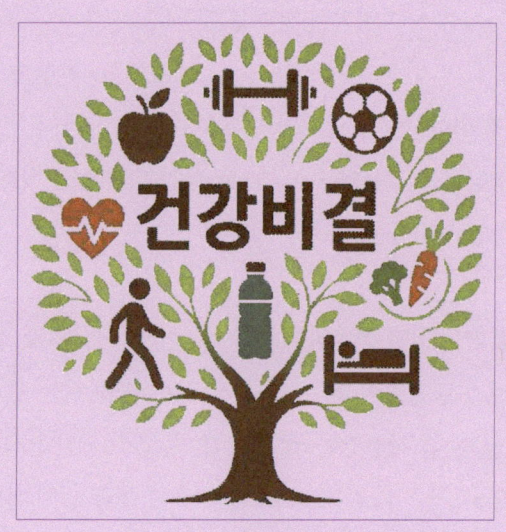

II.

11. 이형은
무슨 수를 써서라도 혈당 스파이크 만큼은 막아라

12. 김미옥
날마다 마인드 컨트롤

13. 우정희
작은 루틴이 나를 살렸다

14. 김지현
건강한 삶을 지금부터 시작하자

15. 변철종
나·나·나·명상 요법

16. 김현숙
스트레칭과 열정, 그리고 마음의 평화

17. 최세경
자연에 기대어, 나를 돌보는 작은 습관

18. 강화자
나의 건강한 삶을 위한 약속

19. 박보라
매일 나를 지키는 힘

20. 김영아
배우고 즐기며 찾은 삶의 균형

NO.11

이형은

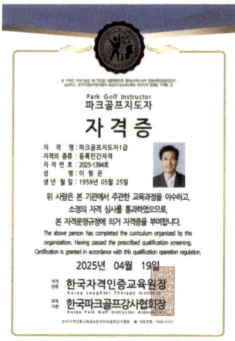

❏ 소개

1. 강남대 도서관학과 졸업
2. 한국열린사이버대 뷰티건강디자인학과 졸업
3. 사서 자격증, 북큐레이터, 독서 지도사
4. 책쓰기 지도사, 출판 작가 마스터
5. 미용사 면허증, 운동 처방사

❏ 연락처

1. 이메일: lhe1239@naver.com
2. 블로그: https://blog.naver.com/lhe1239

무슨 수를 써서라도
혈당 스파이크만큼은 막아라

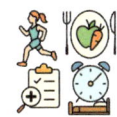

미국, 유럽, 한국할 것 없이 현재 '혈당 스파이크'에 주목하고 있다. 한국의 젊음이들조차 "제명대로 살려면 무슨 수를 써서라도 혈당 스파이크만큼은 반드시 막아야 한다."라고 말할 정도의 시대가 되었다.

뾰족한 못을 스파이크(spike)라고 한다. 배구에서는 못을 박듯이 공을 내리꽂는 것을 스파이크라고 한다. 혈당 스파이크는 마치 배구선수가 스파이크를 때리는 것처럼 혈당이 하늘로 치솟았다가 땅으로 푹 떨어지는 것을 말한다. 이 혈당 스파이크가 당뇨보다 더 무섭고 치명적인 심혈관질환의 직접적인 원인이라고 한다.

1. 혈당 스파이크를 방치하지 마라

혈당은 수시로 오르고 내리지만, 건강한 신체는 혈당이 70~140 사이에서 정교하게 조절된다. 그런데 식사 후에 혈당이 걷잡을 수 없이 올랐다가 다시 뚝 떨어지는 경우가 있다. 그것이 '혈당 스파이크'이다.

식사 후 혈당이 급상승하면 우리 몸은 그 혈당을 세포 속으로 계속 운반되기 때문에 이제는 거꾸로 혈당이 뚝 떨어진다. 당뇨 판정을 받지 않은 수많은 정상인이 이 같은 혈당 스파이크를 겪고 있다.

다만 모르고 지낼 뿐이다. 혈당 스파이크의 증상은 다음과 같다. 식사 후에 심하게 졸린다. 스트레스를 받는다. 음식을 충분히 먹었는데도 식욕이 당긴다. 기분이 저하되거나 불안 증세가 나타난다. 등등. 혈당 스파이크를 방치하면 단기적으로는 만성피로, 수면장애, 기억력 감퇴, 인지장애 등으로 이어진다. 장기적인 영향은 치명적이다. 치매, 알츠하이머, 심근경색, 협심증, 우울증, 각종 암 등으로 발전한다.

2\. 먹는 순서만 바꿔도 혈당 스파이크 막을 수 있다

혈당 스파이크의 주범은 다름 아닌 탄수화물, 예를 들어 흰쌀밥은 당화지수(GI)가 가장 높은 식품으로, 섭취할 경우 혈당을 급격히 떨어뜨린다. 그렇다면 어떻게 식사를 해야 하나? 먹는 순서만 바꿔도 혈당 스파이크를 막을 수 있다.

1) 채소(식이섬유)를 맨 먼저 먹는다.
2) 다음으로 단백질, 지방 음식을 먹는다.
3) 탄수화물을 맨 나중에 먹는다. 실천하기만 하면 바로 효과가 나타나기에 세계인이 이 방법에 매료되고 있다.

3\. 식사 후에 반드시 몸을 움직여라

식사하고 1시간 30분 이내에 운동을 하는 것 역시 매우 효과적이다. 공복 때 1시간 운동하는 것보다 식사 후 15분 운동(산책) 하는 것이 훨씬 효과적이라고 한다. 식사 후에 몸을 움직이지 않으면 혈당이 치솟지만, 15분 정도 약간 빠른 속도로 걷는 운동이 추천된다.

계단 오르기는 더욱 효과적이다. 이처럼 먹는 순서를 바꿔서 탄수화물 섭취를 줄이고, 식사 후에 몸을 움직여서 혈당이 쓰이도록 하는 것은 전문가들이 추천할 뿐만 아니라, 세계의 무수히 많은 사람이 실천해서 효과를 입증한 가장 좋은 방법이다.

직장 생활을 하면서 식사를 할 때도 먼저 과일 식사 후 채소, 단백질, 탄수화물 순으로 먹고 난 후 가벼운 산책을 하고, 좀 쉬었다가 일을 들어간다.

퇴근 후에는 걷기와 유산소 운동, 근력운동을 병행하면서 건강을 유지하고 있고, 주말에는 파크 골프가 너무 좋아서 〈파크골프 지도자 1급 자격증〉, 〈파크 골프 심판 자격증〉을 취득해서 경기 이천 수변공원에서 자주 가서 18홀을 2~3번 정도 하고, 비나 눈이 올 때는 스크린 파크 골프장을 이용하고 있다.

파크골프의 운동 효과는 당뇨병(당 스파이크), 유산소운동(걷기), 근력과 심폐기능, 성인병 예방과 골다공증 예방에 도움을 줄 수 있다고 생각해서 열심히 하고 있다.

치병필구어본(治病必求於本)이란?
'어떤 문제를 해결할 때 겉으로 드러난 증상이나 현상만을 치료하거나 해결해서는 안 되고, 그 뿌리와 원인을 먼저 파악해야 올바른 해결이 가능하다는 원리이다.'(황제내경의 소문 5편 음양응상대론)

병을 다스리려면, 반드시 그 근본(원인)을 찾아라!!
무슨 수를 써서라도 혈당 스파이크만큼은 막아라.!!

NO.12

김미옥

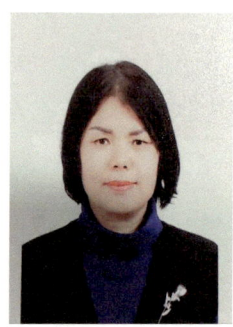

❏ 소개
1. 사회복지법인 제주공생 희망나눔종합지원센터 센터장
2. 한국사회복공제회 대의원
3. 2022년 5월 31일 전안나 작가와의 만남과
  '하루 한 권' 책 읽기 결단
4. 2022년 8월 10일 네이버 블로그 개설(예비작가 Kim)
5. 2024년 11월 ~2025년 5월 옴니버스 인생 책쓰기
  내 삶을 바꾼 책, 내 인생의 산전수전, 내 삶의 귀인,
  내 삶의 감사일기, 내 삶을 바꾼 질문, 내 삶을 바꾼 습관,
  내 삶의 터닝포인트, 내 삶의 버킷리스트 참여
6. 사회복지사 1급, 약물중독전문가 2급

❏ 연락처
블로그: https://blog.naver.com/k960722-

날마다 마인드 컨트롤

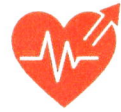

　마인드 컨트롤 (Mind Control)의 사전적 어원은 정신을 제어한다는 뜻이다. 즉, 생각과 행동, 감정, 마음 등을 절제하고 조절하는 일이다.

　WHO (세계보건기구)에서 건강의 정의를 신체적, 정신적, 사회적, 영적으로 균형을 이룬 상태라고 했다. 그렇다면 균형이란 자신을 중심으로 잡혀 있는 상태를 의미하며, 어느 한 가지라도 소홀히 하면 건강한 삶은 파괴된다는 것이다. 단순히 질병이 없고 허약하지 않은 상태만을 의미하는 것이 아니라 신체적, 정신적, 사회적, 영적으로 안녕한 상태를 말한다. 이처럼 건강은 생존의 조건일 뿐만 아니라 행복의 조건이기도 하다. 건강하지 않으면 어떠한 호조건들이 있어도 해 낼 수 없다. 일, 운동, 식사, 휴식, 수면 등의 일상생활을 영위하는 데 지장이나 고통이 없는 상태를 말하는 일상생활 개념으로 건강의 정의가 바뀌고 있다.

　나는 50대 후반 갱년기 이후 매회 건강검진에서 건강의 경계선 빨간불이 켜지는 것을 경험한다. 쌍둥이 독박 육아로 고질병이 되어버린 무릎관절 통증과 텃밭을 가꾸며 훈장처럼 손가락 관절 이상과 지속되는 체중 증가로 인해 신체 여기저기가 빨간 불이 들어오고 있다. 입맛도 바뀌어 결혼 전 먹지 않던 밀가루 음식까지 섭렵하고 나니 몸에서는 태초의 먹거리를 요청하고 있는 것을 느낀다. 작년 11

월 직장 건강검진을 통해 조금 더 세밀하게 추가 검진 결과 대장내시경에서 용종 4개를 제거하고 처음 시행한 복부와 갑상선 검사는 특이사항은 없었다. 하지만 아슬아슬한 스포츠 경기를 관람하듯이 50대 후반 중년 여성으로서 건강 상태 중 골밀도는 좋으나 무릎관절 상태가 내 나이보다 훨씬 안 좋은 상태라고 한다.

건강을 위해 2023년도부터 주말마다 제주올레길 27코스 437km 걷기를 시작하여 두 번을 완주했다. 그런데 2025년도 완주를 목표로 걷는 중 무릎관절 이상으로 정형외과 진료 결과 무릎에 물이 차고 염증이 있다는 것이다. 1월 24일 첫 진료 이후 5월 현재까지 치료 중이다. 치료 초기 무릎 통증으로 일상생활에 제한이 되고 새벽녘이면 통증의 심해져 잠을 설치기도 했다.

소 잃고 외양간 고친다는 옛말처럼 건강을 잃는다면 아무것도 할 수 없기에 이제부터라도 건강관리를 해야겠다. 무쇠처럼 뭐든 할 수 있을 것 같았던 시간이 흐르고 중년의 나이에 조금 더 일찍 건강을 관리할 걸 하는 아쉬움과 후회가 있지만 지금도 늦지 않았다고 스스로 마인드 컨트롤해 본다.

WHO에서 말하는 정신적, 신체적, 사회적, 영적 건강을 위하여서는 무엇보다 날마다 마인드 컨트롤이 우선 되어 야할 것 같다.

우리 속담에 작심삼일이라는 말이 있다. 단단히 먹은 마음이 사흘을 가지 못한다는 뜻이다. 특히 우리는 운동이나 다이어트를 위해 마음은 먹지만 사흘을 넘기기가 쉽지 않은 것을 경험한 적이 있을 것이다. 나 또한 이번 무릎치료를 받으며 간헐적 단식을 시작하였지만 쉽지 않다. 약을 먹는다는 명분 있는 이유로 음식물을 섭취하고 있는 나를 본다. 무엇보다도 과일을 앞에 두고는 늘 약속을 어기고 있는 나를 본다.

건강을 위한 나와의 약속을 건강 십계명처럼 정리하며 이글을 끝 맺고자 한다.
1. 날마다 마인드 컨트롤하기
2. 적정 체중 유지하기
3. 건강검진에서 양호 받기
4. 근육 운동하기
5. 하루 5천 보 이상 걷기
6. 과일을 지금 먹는 양의 1/3로 줄이기.
7. 신선한 야채 매일 먹기
8. 적당한 단백질 섭취하기(1일 100~140g)
9. 매일 충분한 수분 섭취(1일 수분 섭취량=체중×30~35mg)
10. 늘 감사하는 마음으로 생활하기

위의 10가지 건강 십계명 실천으로 더 건강해진 나를 기대하며 날마다 마인드 컨트롤하기는 내 몫이다.

어느 책의 문장처럼 '사람은 생각대로 된다.'

NO.13

우정희

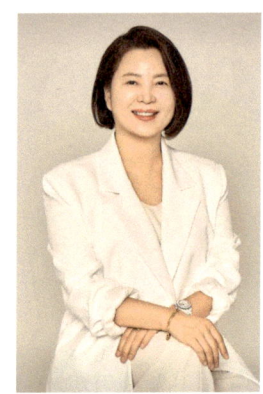

❑ 소개

1. (현) 청도재가노인복지센터 대표 (2014~)
2. 한세대학교 사회복지행정학과 박사
3. 미국로드랜드대학 자연치유학과 졸업
4. 대한웰다잉협회 동대문지회장
5. 강덕무관총본관 (1972) 이재봉관장 쿵후 우슈태극권 사범
6. 국제공인 NLP 마스터 프랙티셔너
7. 네이버 검색: 우정희

❑ 연락처

1. https://litt.ly/cheongdo365
2. https://www.youtube.com/@TV-io8pe
3. https://blog.naver.com/sungwoo39

작은 루틴이 나를 살렸다

1. 물 한 잔이 시작한 변화

나는 원래 물을 잘 마시지 않았다. 바쁜 일상에서 '오늘은 물도 제대로 안 마셨네…' 하며 지나치기 일쑤였다. 건강을 위해 영양제는 챙기면서도, 물이 뇌에 그렇게 깊은 영향을 준다는 건 미처 몰랐다. 그러다 뇌에 관한 공부와 독서를 통해, 물이 뇌와 면역력, 세포 건강에 큰 영향을 준다는 사실을 알게 되었고, 그때부터 물 마시는 습관이 달라졌다.

지금은 아침에 눈을 뜨자마자 물 한 잔을 마시고, 블로그 글쓰기로 하루를 시작한다. 나노 버블 수소수를 곁에 두고 수시로 마시는 이 루틴은, 내 뇌를 깨우고 몸에 건강을 전하는 소중한 시간이다.

2. 몸과 마음에 중심을 잡아주는 쿵후 우슈 태극권의 힘

운동은 내게 에너지를 채우고 활력을 회복하는 방법이다. 몸과 마음을 나답게 세우는 힘이 된다. 그 중심에 쿵후 우슈 태극권이 있다.

1972년부터 전통을 이어온 강덕무관 총본관에서 이재봉 관장님께 직접 배우고 있으며, 현재는 사범 자격을 갖고 다양한 지역 기관에서 어르신들과 함께 쿵후 우슈 태극권을 수련하고 있다. 우슈 태극권은 부드럽고 유연하면서도 정밀함과 집중이 담긴 아름다운 움직임이다. 움직이는 명상이자 내면을 다듬는 수련이다.

어르신들과 함께 수련하면서 건강이란 결국 천천히 회복되는 삶의 흐름 속에 있다는 걸 실감하게 된다. 이 수련은 나 자신에게도 선물이다. 내가 나를 지키고, 돌봐야 할 사람들을 위해 균형 잡힌 나로서 있기 위한 아침의 다짐이기도 하다.

3. 감사 일기와 마음 정리의 기적

나는 늘 타인에게는 따뜻했지만, 정작 내 마음은 잘 돌보지 못하고 늘 뒤로 미뤄두곤 했다. 아프다고 말할 줄 몰랐고, 힘들어도 괜찮다며 버텨온 시간이 쌓여 있었다. 그러던 어느 날, 기쁨도 슬픔도 흐르지 않는 내 마음이 오래 멈춰있었다는 걸 깨달았다. 그즈음, 습관 전문가 정찬근 선생님의 제안으로 '3일간 감사 일기 1,200개 써보기'에 도전하게 되었다. 나는 '한 번 더의 힘'을 떠올리며 10%를 더해 1,210개를 완주했다.

식사 시간 외에는 잠도 자지 않고 몰입해 써 내려간 3일. 피곤함보다 감사의 에너지가 더 컸고, 울고 웃으며 내 안의 억눌린 감정들과 깊이 마주했다. 그 여정은 처음으로 나 자신에게 *"미안해"* 라고 말하게 했고, 몰아붙이기만 했던 나를 다독이며 그대로의 나를 받아들이게 해주었다. 그 속에서 나는 내 안에 얼마나 많은 감사가 숨어 있었는지, 감정은 억누를 것이 아니라 흘려보내야 할 에너지라는 걸 몸으로 배웠다.

4. 뇌를 깨우는 디지털 루틴, 나만의 공부 습관

줌으로 강의를 듣든, 블로그에 글을 쓰든, 매일 배우는 습관은 내 삶을 건강하게 만드는 중요한 루틴이 되었다. 디지털을 통해 새로운 지식을 익히고 생각을 정리하는 시간은, 단순한 정보 습득을 넘어 나 자신을 돌보는 시간이다.

배움은 내 뇌를 자극하고 마음에 활력을 준다. 매일 조금씩이라도 배우고 실천하는 이 루틴 덕분에 나는 정신적으로도 훨씬 안정되고, 삶의 중심을 단단히 잡아갈 수 있게 되었다.

5. 관계부터 정리하는 삶의 지혜

정리는 단순히 물건을 치우는 일이 아니었다. 관계를 돌아보고, 마음을 정돈하며, 공간을 비우는 과정을 통해 삶의 방향을 다시 바라보게 되었다. 웰다잉 철학과 라이프 클리닝 강의를 하며 나는 묻는다. *"지금 어떤 관계를 정리하고, 어떤 감정을 놓아야 할까?"*

정리는 죽음을 준비하는 것이 아니라, 오늘을 제대로 살기 위한 실천이다. 정리는 감정을 해소하고, 관계를 되짚으며, 나를 다시 만나는 과정이었다. 덜어낸 자리에 감사와 의미가 들어오기 시작했고, 정리는 오늘을 더 나답게 살아가기 위한 선택이자, 내 삶을 가볍고 단단하게 만드는 정성스러운 실천이었다.

건강한 삶은 거창한 변화보다, 물 한 잔, 감사 한 줄, 배우는 습관 같은 작은 루틴에서 시작되었다. 몸과 마음을 돌보는 이 작은 실천들이 결국 나답게 살아갈 힘이 되어주었다.

NO.14

김지현

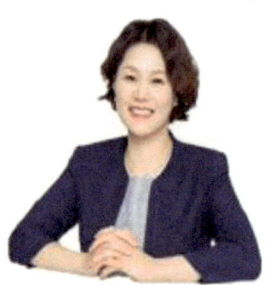

❑ 소개
1. 마음나라연구소 대표
2. 사회복지학 박사
3. 한국그림책문화예술협회 인천지회장
4. SP교육연구소 수석연구원
5. 그림책감정코칭지도사
6. 노인그림책긍정심리지도사
7. 긍정심리인성지도사

❑ 연락처
네이버 검색: 마음나라연구소

건강한 삶을
지금부터 시작하자

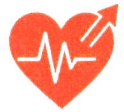

건강검진 후 결과를 기다릴 때는 언제나 가슴이 콩닥거린다. 특히 유방암의 가족력이 있는 나는 더 두려움에 떨게 된다.

"추가 검사를 해보는 게 좋겠습니다."

이 한마디는 건강에 적신호가 켜졌다는 말이나 다름없다. '제발 아무것도 아니었으면 좋겠다.'라고 간절히 기도하며 '지금부터라도 건강을 지켜야겠다.'라고 다짐해 보았다. 그리고 건강한 삶을 위해 다음과 같은 노력을 하고 있다.

첫째, 매일 아침 물 한 컵 마시고 시작하기

아침에 눈을 뜨면 침대에서 기지개를 쭉 켜고 스트레칭한다. 그리고 저녁에 냉장고에서 꺼내 놓은 차갑지 않은 물을 한 컵 마신다. 아침의 물 한 컵으로 몸속을 깨우고 하루를 시작한다.

둘째, 나에게 맞는 운동하기

운동이 건강에 좋다는 것은 누구나 알고 있는 사실이다. 하지만 나는 운동할 시간이 없다고 생각했었다. 시간이 없는 것이 아니라 운동할 마음이 없었던 거였다. 운동을 해보겠다고 마음먹고 시작해 보았다. 하지만 나에게 맞는 운동이 무엇인지 생각하지 않고 인터넷을 보고 따라 하다 손목과 무릎, 어깨와 목, 허리 등 전신에 통증이 느껴졌다. 곰곰이 생각한 끝에 욕심내지 않고 할 수 있는 나에게 맞는 운동을 찾기로 했다. 컴퓨터 업무가 많으므로 자세 교정을 위해 주 2회 퇴근길에 필라테스를 시작했다. 그리고 주 3회 30분이라도 유산소 운동을 해보자는 생각에 출근 후 직장 옆 공원에서 아침 운동을 시작했다. 처음 운동할 때는 숨이 턱턱 막히고 힘들었지만, 시간이 지날수록 몸이 가볍게 느껴졌다. 무엇보다 아침 운동 시간이 나만의 힐링 시간이 되었고 땀을 흘리고 난 후의 상쾌함과 가벼워진 몸놀림은 행복감을 높여주었다.

셋째, 죽염 가글 하기

조금만 피곤하고 힘이 들면 편도염으로 링거를 맞거나 항생제를 먹어야 했다. 한 번 아프면 몸살 기운까지 오기 때문에 편도염이 생기지 않도록 예방하는 것이 중요했다. 그래서 시작한 것이 양치 후 죽염으로 가글 하기였다. 물이 짜지 않을 정도의 죽염을 적당히 컵에 넣고 따뜻한 물로 녹여 가글을 하면서 편도염의 횟수는 줄어들었다.

넷째, 건강 검진하기

건강관리를 꾸준히 잘하고 있는 사람이라도 건강에 이상이 생길 수 있다. 아무런 증상 없이 발병하는 병들이 많으므로 건강 이상을 발견할 방법은 건강검진밖에 없다. 나의 몸 상태를 잘 파악하고 올바른 식습관과 운동으로 건강을 유지하기 위해 전문가의 도움은 꼭 필요하다.

특히 가족력이나 건강 이상이 조금이라도 느껴진다면 더욱더 건강검진으로 추가적인 건강 악화를 예방해야 한다. 매년 정기적인 건강 검진과 종합 혈액검사를 통해 건강 상태를 확인하고 있다.

다섯째, 감정 표현 연습하기
어떤 상황에 놓였을 때 내 감정을 인식하고 올바른 감정을 표현하기 위해 노력하고 있다. 이유는 감정을 알고 표현하는 것만으로도 마음의 건강과 스트레스를 줄일 수 있기 때문이다.

'역지사지(易地思之)'의 이야기를 많이 듣고 자랐지만, 내 마음을 돌보는 방법을 교육받지는 못했다. 그렇다 보니 감정 표현이 힘들어지고 부족한 표현력에 스트레스를 더 받게 되었다. 하지만 내 감정을 알아차리고 표현하는 연습을 하면서 마음의 치유와 함께 인간관계에도 많은 도움을 받고 있다. 감정 표현 연습은 건강을 위한 나만의 실천 방법이다.

나이가 들수록 건강 염려증은 많아지고, 건강을 위한 생활 습관을 만들어 가기는 생각만큼 쉽지 않다. 하지만 오늘도 늦지 않았다. 건강한 삶을 위해 지금부터 자신만의 건강 비법을 찾아 실천해 보자. 매일매일 달라지는 자신의 긍정 에너지로 몸과 마음이 건강한 삶을 선물 받을 수 있을 것이다.

NO.15

변철종

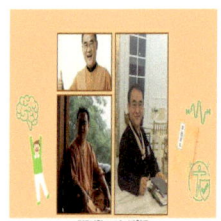

❏ 소개
1. 연세대 교육대학원 졸업
2. (주) 공신 대표이사 (주) 공부의 달인 대표이사
3. (전) 민족인재 사관 학원장
4. 재수생 기숙학원 운영 20년
5. 공부 방법 전문가 / 멘토링 경력 20년 / 독서 전문 지도사
6. 명상 지도사(20년) /심리 상담사 / EFT 1급 치료사
7. 명상을 활용한 공부 방법 특강 (고시. 공무원 시험 합격 다수)
8. 대체의학 (20년 연구) 침술학(구당 김남수옹 제자)
9. 웃음 치료사, 파동 치료사. 침*뜸 치료사,
    경락을 활용한 공부 방법 연구와 활용
    스트레스 줄이기, 집중력 키우기, 몰입 능력 향상
10. 저서: 명상 학습 비법 / 5분의 기적: 실생활 명상법 /
    정통 속독법 빠그정 영어 / 수능 만점 영어 등 중, 고교 교과서 집필 중
11. 하슬람 (하늘과 함께하는 슬기로운 사람)

❏ 연락처
네이버 검색: 변철종

나 · 나 · 나 · 명상 요법

"경이로운 삶" 하루 단, 5분의 기적 *!!!*

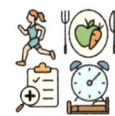

1. 실생활 속 행복 명상

(나에게 나의 목소리를 들려주는 명상 요법)

☺ "나는 내가 정~말 좋다 ~"

☺ "나는 나를 사랑한다~"

☺ "나는 나를 믿고 있다~"

☺ "나는 나를 존중한다 ~"

☺ "나는 내가 정~말 좋다~"

2. 나 · 나 · 나 · 명상 효과

* 나의 목소리가 파동으로 전해지면서~

* 스트레스 줄이기

* 집중력과 기억력 향상

* 심신 안정. 불안감 줄이기

* 성과와 성적 향상

* 관계 개선

* 면역 능력 향상

오늘은 내 남은 인생의 첫날이다.
그리고 마지막 날이다.

오늘도 내가 살아있다는
존재의 경이로움과 황홀감 속에서
나는 행복하기로 선택합니다~^^)~~

3. 나·나·나· 명상 실행력 강화법

* 욕실 거울에 써 놓고서 양치질할 때마다

* 엘리베이터 타면~

* 신호등을 만나면~

* 동그라미를 만나면~

* 달콤한 냄새를 만나면~

4. 행복해지는 하루 5분 명상법

누가 보이시나요?

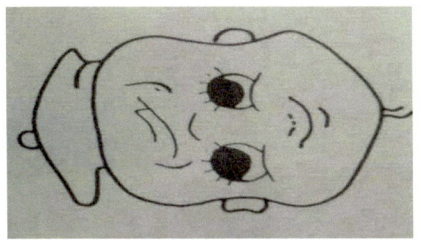

☞왼쪽　　　　　　　　　　　　　　☜오른쪽

보이시나요?
웃음과 짜증?

그대에게 세상은 어떻게 느껴지십니까?

세상은 당신의 마음에 달려 있으니...
오늘도 행복한 하루 되세요.

5. 행복해지는 하루 5분 명상

하루 단 5분 명상으로

- 면역능력 향상
- 집중력 향상
- 몰입도 향상
- 심리 안정
- 우울 감소
- 답답함 줄이기
- 불안 감소
- 분노와 짜증 내려놓기!!
- 만성 피로 내려놓기!
- 통증 감소(암 환자)

오늘은 내 남은 人生의

첫 날이자 마지막 날이다.

NO.16

김현숙

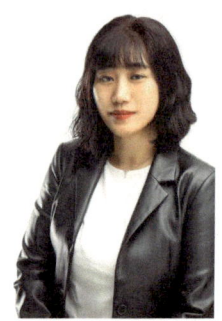

❏ 소개

1. 그림책 프리랜서강사
2. 늘봄 '창의독서' 강사
3. "미리네야" 미디어강사
4. 의정부 교육지원청 소속 "책보"대표역임
5. 닉네임: 딸기잼

❏ 연락처

1. 이메일: khs6901@naver.com
2. 인스타: berry_jjam3

스트레칭과 열정, 그리고 마음의 평화

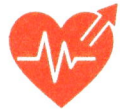

건강은 삶의 기본이자 가장 소중한 자산입니다. 나이가 들수록 몸과 마음을 건강하게 유지하는 것이 얼마나 중요한지 더욱 실감하게 됩니다. 지금, 이 순간에도 저는 건강한 삶을 유지하기 위해 매일 실천하는 몇 가지 소중한 습관이 있습니다.

바로 하루 30분 스트레칭하기, 하고 싶은 일을 하며 살기, 그리고 무엇보다 스트레스를 최소화하는 삶을 추구하는 것입니다. 이 세 가지는 제 인생에서 단순한 생활 습관을 넘어, 삶의 방향을 바꾸고 건강을 되찾게 해준 소중한 원칙들입니다.

✓ 하루 30분, 내 몸을 깨우는 시간

오랜 시간 책상 앞에 앉아 있거나 반복되는 일상에서 몸이 자꾸 굳어간다는 느낌을 받은 적이 있었습니다. 처음엔 단순한 피로라고 생각했지만, 점점 어깨가 뻐근하고 허리가 자주 아프기 시작하면서 문제의 심각성을 깨달았습니다. 병원에서 특별한 이상은 없다는 말을 들었지만, 그 말은 곧 '생활 습관이 문제'라는 뜻이기도 했습니다. 그때부터 하루 30분 스트레칭을 시작했습니다.

아침에 일어나서, 저녁에 잠들기 전 잠깐 시간을 내어 몸을 쭉쭉 늘려줍니다. 목, 어깨, 허리, 다리까지 전신을 부드럽게 풀어주는 이 시간이 어느덧 제 하루의 루틴이 되었습니다. 스트레칭은 혈액순환을 돕고, 근육의 긴장을 풀어주며, 몸에 에너지를 불어넣는 효과가 있습니다. 짧게는 5분, 길게는 30분 이상 할 때도 있는데, 중요한 건 '꾸준함'입니다. 하루를 가볍게 시작하고, 편안하게 마무리할 수 있도록 도와주는 이 작은 습관 하나가 제 건강의 큰 비결이 되었습니다.

✓ 하고 싶은 일을 하는 삶의 힘

육체의 건강만큼이나 중요한 것이 정신의 건강입니다. 육아와 살림 그리고 직장 생활을 하면서 어느 순간 무기력함과 우울함에 빠지게 되고, 그때 깨달은 것이 있습니다. 사람은 하고 싶은 일을 하면서 살아야 삶에 활력이 생긴다는 것이었습니다. 좋아하는 것을 하고 있다는 기분은 삶을 풍요롭게 만들고, 몸과 마음의 에너지를 북돋아 줍니다.

저는 책을 읽고 글을 쓰는 것을 좋아합니다. 그래서 늦은 나이이지만 세종대 문예창작학과에 신입생으로 입학하고 글쓰기를 시작했습니다. 자신이 좋아하는 것을 할 때의 몰입감은 일상의 스트레스를 잊게 해줍니다. 때로는 결과보다 그 과정을 즐기는 것이 더 큰 치유가 된다는 것을 경험하며, 저는 하고 싶은 일을 하는 것이야말로 가장 강력한 건강 비결이라는 사실을 느꼈습니다.

✓ 스트레스는 만병의 근원

건강한 생활을 방해하는 가장 큰 적이 있다면, 그것은 바로 스트레스입니다. 스트레스는 눈에 보이지 않지만, 분명히 몸과 마음을 병들게 하는 존재입니다. 저 역시 한때 직장 생활과 인간관계에서 오는 스트레스로 인해 위장 장애, 불면증, 만성 피로에 시달렸습니다. 병원에서는 약을 처방해 줬지만, 그것은 일시적인 해결일 뿐이었습니다. 결국 저는 스트레스의 근원을 찾아 하나씩 정리해 나가기 시작했습니다.

스트레스를 완전히 없앨 수는 없지만, 관리할 수는 있습니다. 저는 독서와 가벼운 산책, 그리고 앞서 말한 스트레칭과 나만의 행복한 시간을 통해 스트레스를 다스리는 방법을 배웠습니다. 무엇보다 중요한 것은 '내가 나를 먼저 챙긴다.'는 마음가짐이었습니다. 나의 감정, 나의 건강, 나의 시간을 소중히 여길 때 비로소 스트레스가 더 이상 삶을 지배하지 못하게 되었습니다.

건강은 하루아침에 만들어지지 않습니다. 그리고 남이 대신 지켜줄 수도 없습니다. 내가 나를 아끼고, 나를 위한 습관을 들일 때 비로소 건강한 삶이 시작됩니다. 하루 30분의 스트레칭, 하고 싶은 일을 위한 시간, 스트레스를 줄이려는 노력은 제가 실천하고 있는 가장 소중한 건강 비결입니다.

누구나 각자의 방법이 있겠지만, 이 세 가지는 많은 이들에게 적용될 수 있는 보편적인 원칙이라 믿습니다. 결국 건강이란, 삶을 내 방식대로 지켜나가는 과정에서 자연스럽게 따라오는 선물입니다.

NO.17

최세경

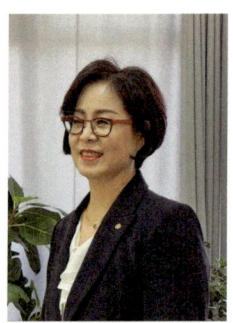

❏ 소개

1. 2007년 7월 ~ 한화생명 금융서비스
2. 상담심리학과 4학년 학생
3. 작가
4. 우수 인증 설계사 13회 연속 선정
5. ACE 클럽 8회 연속 수상
6. 생명보험협회 골든펠로우 3년 연속 선정
7. 닉네임: 초이세경
8. 한화생명 법인 전담 팀장

❏ 연락처

1. 네이버 검색: 최세경
2. 전화: 010-8668-1719

자연에 기대어,
나를 돌보는 작은 습관

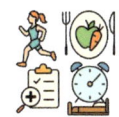

1장. 아침을 다르게 시작하면 인생이 달라진다.

하루의 시작은 곧 삶의 방향을 결정하는 나침반이다.
그래서 나는 아침 식사에 정성을 들이기로 했다.

무 과당 두유로 만든 수제 요플레 한 컵.
순수한 맛이 주는 깔끔함에, 가끔은 수제 딸기잼이나
꿀 한 스푼을 곁들여 입맛을 돋운다.

슬라이스 아몬드를 톡톡 뿌리면 고소함까지 더해져
아침 한 끼가 완성된다.

여기에 사과 한 개, 구운 계란 하나, 많지도 적지도 않은 딱 좋은 양, 소화도 잘되고 속이 든든해져, 하루 종일 힘이 난다.

바쁜 아침에도 이 작은 루틴은 포기하지 않는다.
건강을 챙긴다는 건 결국,
나를 사랑하는 가장 직접적인 방법이기 때문이다.

2. 가볍게 먹고, 가볍게 걷고, 깊게 쉬기

점심은 일반 식사를 하지만,
저녁은 언제나 가볍게, 이것이 나만의 건강 비결이다.

하루를 마무리하는 식사는
배를 채우기보다는, 몸을 쉬게 하기 위한 시간이다.

당근, 가지, 새송이버섯, 양배추, 양파,
채소들을 살짝 쪄서 담백하게 먹는다.
과일도 곁들여 가볍지만 풍성하게,

그리고 걷는다.
가까운 거리는 일부러 걷는다.
계단을 오르고, 골목을 돌아 걷다 보면
마음도 차분해진다.
생각도 정리되고, 감정도 비워진다.

잠은 무조건 푹 자야 한다.
좋은 수면은 어떤 영양제보다 강력한 회복제가 된다.
몸도, 마음도.

3. 나를 단단하게 만드는 조용한 시간

내 건강을 지탱하는 마지막 한 가지는,
책을 읽는 습관이다.
하루 중 고요한 시간에 펼치는 책 한 권
그 속에서 나는 새로운 생각을 만나고,
세상과 나를 연결하는 힘을 얻는다.

건강이란 단지 몸의 문제만은 아니다.
마음이 무너지면 몸도 따라 무너진다.
그래서 나는 마음을 단련하고 다독이는 일을
소홀히 하지 않는다.

은옥 언니의 권유로 무 과당 두유 수제 요플레 만들기를 시작했다. 처음엔 그냥 시중에 파는 게 더 편하지 않을까 싶었는데 막상 집에서 만들어보니 재밌고 건강한 느낌이 들었다. 특히 내가 넣는 잼과 과일과 꿀로 나만의 레시피를 만드는 재미가 쏠쏠하다. 언니에게 고마운 마음이 든다.

요플레 한 컵, 살짝 찐 채소 한 접시, 가볍게 걷기, 깊은 잠 자기, 책 읽기, 별것 아닌 것들이 모여 오늘의 나를 내일의 나를 건강하게 만든다.

건강은 거창한 것이 아니다. 매일의 사소한 선택이 모여 결국 나를 만든다.

NO.18

강화자

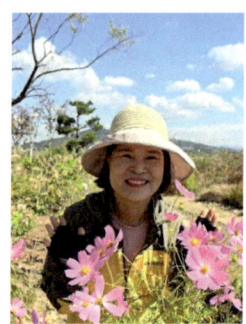

❏ 소개
1. 1인 기업가 공감 톡 브랜딩 대표
2. 최고의 강사
3. 꿈짱 코치 4050 직장인
4. 책을 만나서 꽃 핀 내 인생 (전자책)
5. 공저: 『내 삶을 바꾼 책』, 『내 삶의 감사일기』, 『내 삶을 바꾼 질문』, 『내 삶을 바꾼 습관』, 『내 삶의 터닝포인트』 베스트셀러 작가
6. 유튜브 채널 운영: 북소리꿈쌤

❏ 연락처
1. 네이버 검색: 강화자 저자
2. 블로그 검색: https://blog.naver.com/kffh336

나의 건강한 삶을 위한 약속

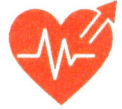

몇 해 전, 어느 화창한 날이었습니다. 교회 집사님과 함께 전철을 타고 등산을 가는 길이었죠. 그날, 집사님께서 무심코 건네주신 한마디가 제 인생의 방향을 바꾸게 될 줄은 상상도 못 했습니다. *"요즘 캐시 워크라는 만보기 앱이 있는데 걸을수록 포인트가 쌓인대요."* 호기심에 그 앱을 설치했고, 그날을 계기로 제 하루는 '만 보 걷기' 라는 작지만 의미 있는 목표를 품게 되었습니다.

시간은 어느새 흘러 8~9년이 지났습니다. 그 세월 동안 하루도 빠짐없이 걷는 습관을 이어가며, 나는 건강한 일상을 살아가는 사람이 되어 있었습니다. 하루를 시작하는 나만의 의식처럼, 아침에 눈을 뜨면 가장 먼저 기지개를 켜며 몸을 천천히 깨웁니다. 간단한 스트레칭으로 뻣뻣했던 근육을 이완시키고 미온수로 입을 헹구거나 양치질을 한 뒤 따뜻한 물 한 잔으로 속을 부드럽게 데웁니다. 이런 평범한 하루의 루틴은 어쩌면 별것 아닌 것처럼 보이지만, 내 몸과 마음을 건강하게 일으켜 세우는 중요한 시작이 되어 줍니다.

50대 후반에 접어든 지금 나는 더욱 절실히 느낍니다. 건강은 결코 당연한 것이 아니며 작은 실천들이 쌓여 삶 전체를 지탱한다는 것을, 그래서 나는 일상에서 꾸준히 실천합니다. 바른 자세로 앉고 걷기, 아령을 들고 하는 간단한 팔 운동, 그리고 음악에 맞춰 흥겹게 몸을 움직이는 파워 댄스까지. 하루하루의 반복이 모여 나를 단단하게 만들어 갑니다. 그러나 이 모든 것들이 처음부터 순탄했던 것은 아닙니다. 2022년 어린이집에서 남자 쌍둥이 형제를 돌보던 중 어깨에 점점 이상한 통증이 느껴지기 시작했습니다. 처음에는 단순한 피로라고 여겼습니다. 하지만 점점 통증은 강해졌고 밤이면 통증 때문에 잠을 제대로 이루지 못하는 날들이 이어졌습니다. 정형외과를 찾았고, '오십견', '유착성 관절낭염', '관절 강직'이라는 낯선 진단을 받았습니다. 그 단어들은 생소했지만, 통증만큼은 너무도 힘들고 괴로웠습니다.

처음에는 주사 치료와 물리치료를 병행했습니다. 하지만 그 효과는 오래가지 않았고, 약효가 떨어질 때마다 통증은 다시 깊어졌다. 나는 점점 지쳐갔고, 주사 치료를 멈추고 운동치료로 방향을 바꾸었다. 의사 선생님께서 알려주신 네 가지 어깨 운동을 매일 틈날 때마다 실천하며 직장 근처 공원에 설치된 운동 기구를 활용해 어깨를 조금씩 회복시키기 시작했습니다.

이 통증은 1년이 넘도록 내 일상에 그림자처럼 따라다녔습니다. 옷을 입는 단순한 동작조차 고통스러웠고, 시장에서 장을 본 뒤 물건을 들고 오는 길마저 두려워졌습니다. 무엇보다도 이 통증은 오직 나만이 느낄 수 있었기에 가족들에게 쉽게 설명하거나 공감을 얻기 어려웠습니다. 때로는 외롭고 서운했습니다. 사실 나 자신도 처음 겪는 고통이었기에 어떻게 대처해야 할지 몰랐습니다. 그때 문득 떠오른 사람은 돌아가신 시어머니였습니다. 생전에 시골의 한 치과병원에서 어금니를 뽑으신 뒤 얼굴에 찌릿찌릿한 통증을 호소하셨던 기억이 선명히 떠올랐습니다. 음식을 드시는 것도 고통스러워하시며 약으로 견디셨던 어머니의 모습, 당시에는 그 고통을 완전히 이

해하지 못했지만, 내가 어깨 통증으로 매일 버티는 동안 문득문득 그 시절 어머님의 아픔이 되살아났습니다. '그때 어머니도 이렇게 힘드셨겠구나!'. 그렇게 가슴이 먹먹해졌고, 지금에야 그 아픔을 더 깊이 이해할 수 있게 되었습니다.

  그 무렵, 집 근처 동사무소에서 저녁 8시에 시작하는 파워 댄스 수업에 참여하기 시작했습니다. 처음에는 낯선 동작과 빠른 스텝에 몸이 따라주지 않아 어색하고 힘들었지만, 월요일부터 목요일까지 꾸준히 빠지지 않고 참여했습니다. 땀을 흘리며 리듬에 몸을 맡기고, 음악에 맞춰 움직이는 동안 어느새 내 어깨는 조금씩 나아지기 시작했습니다. 그렇게 시작한 파워 댄스가 벌써 22개월이 지났습니다. 다시 자유롭게 몸을 움직일 수 있게 되었습니다. 출근길에는 늘 걸어서 또는 자전거를 타고 하루를 시작합니다. 걷기, 자전거, 파워 댄스, 등산 이 모든 운동은 이제 내 몸과 삶을 지탱하는 굳건한 기둥이 되었습니다. 예전보다 내 몸에 더 귀를 기울이고 작은 실천이라도 결코 소홀히 하지 않습니다. 때로는 그 실천이 힘들고 고통스러울 때도 있었지만 그것들을 견디고 이겨낸 덕분에 나는 지금 더 강하고 건강한 삶을 살아가고 있습니다.

  아픔은 눈에 보이지 않지만, 그것을 이겨내려는 의지는 분명히 삶을 변화시킵니다. 그리고 그 변화는 언제나 아주 작은 걸음에서 시작됩니다. 한 걸음, 또 한 걸음, 내가 걸어온 이 길 위에 쌓여 있는 땀방울과 의지들은 무엇보다 소중한 내 삶의 기록입니다.

  우리 모두 건강하고 행복하게 살아요~^^.

NO.19

박보라

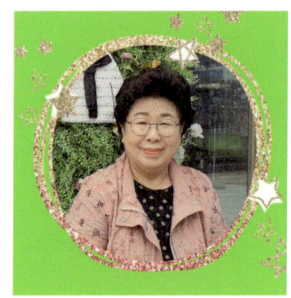

❏ 소개

1. 교육사 35년 운영
2. 치매 극복의 날 체험수기 최우수상 수상
3. 치매 안심센터 리더
4. 치매 재활 레크리에이션 1급 강사 자격증
5. 치매 전문 교육과정 관리자 교육 이수
6. 한국화 부채 예술 대전 입상
7. 베스트셀러 작가

❏ 연락처

1. 닉네임: 보라 꽃
2. 손폰: 010-8575-0572

매일 나를 지키는 힘

삶을 즐기고 건강하게 살아가는 나만의 방법들이다.

📝 매일 움직이는 삶

나는 올해로 77세. 나이가 들수록 건강을 약에만 의존할 수 없다는 것을 몸으로 느낀다. 고혈압 약을 복용 중이고 무릎 수술도 받은 나지만 여전히 밝고 건강하게 살아가는 비결은 움직이는 삶 덕분이다.

남편이 세상을 떠난 지 2년. 마음의 구멍을 메우기 위해 시작한 활동들이 이제는 내 삶의 에너지원이 되었다.

몸을 움직이면 마음은 살아난다.

나는 일주일 내내 다양한 운동을 실천하고 있다. 아쿠아로빅은 주 3회 꾸준히 참여한다. 물속에서 온몸을 사용하는 운동은 기분까지 상쾌하게 해준다. 특히 물 위에서 자유롭게 움직이다 보면 나이도 통증도 모두 잊게 된다.

내가 가장 애정을 쏟는 운동은 라인댄스다. 일주일에 다섯 번이나 참여하고 평생학습관에서 열리는 건강 댄스와 목요일 라틴댄스 수업까지 합치면 거의 매일 무대에 선 기분이다.

신나는 음악에 맞춰 땀을 흘리다 보면 근심 걱정도 사라지고 삶이

다시 박자를 되찾는 느낌이다.

또한 주 2회 요가로 몸의 균형을 맞추고 주 1회 보건소의 비만 관리 운동으로 체력을 관리한다. 운동이 생활이 된 지금 몸의 불편함보다 움직이고 싶은 마음이 먼저 앞선다.

☑ 매일 배움과 표현으로 마음을 지키기

몸뿐만 아니라 마음의 건강도 놓치지 않기 위해 다양한 취미 활동도 병행하고 있다. 시 창작 수업에서 감정을 글로 풀어내며 마음을 정리하고 실제로 몇 년 전 체험 수기 공모전에서 최우수상을 받은 기쁨도 누렸다.

나의 작은 이야기가 누군가의 위로가 될 수 있다는 것을 처음으로 느낀 순간이었다. 미술 수업에서는 말보다 색으로 감정을 표현하고 있다.

또한, 커피 바리스타 수업을 통해 새로운 기술도 익히고 있다. 커피 한 잔을 정성껏 내리며 누군가를 미소 짓게 할 수 있다는 것도 내겐 큰 기쁨이다.

☑ 매일 책 읽고 일기 쓰기

책 속에서 배우고 글 속에서 나를 돌아본다. 일기를 쓰는 습관은 지난 시간을 돌아보고 내 감정을 정리하는 나만의 소중한 시간이다.

☑ 혼자가 아닌 함께 어울리며 살아가기

남편이 떠난 후 마음이 휑했지만, 여러 활동을 통해 다시 사람들과 연결되었다. 함께 운동하고 배우고 웃으며 나누는 시간은 내게 큰 위로가 되었다.

지금의 나는 이전보다 더 바쁘고 더 활기차다. 혼자 사는 삶이지만 절대 외롭지 않다.

나의 건강 비결은 거창하지 않다. 몸을 움직이고 마음을 쓰고 새로운 일에 도전하는 모든 것이 지금의 나를 지켜주는 힘이다.

공저 네 번째 도전도 그 연장선 위에 있다. 무료한 시간을 그냥 흘려보내기보다는 주위의 도움을 받아 이렇게 또 한 걸음 내디딘 지금에 감사하다.

도전은 나를 더 탄탄하게 만들고
앞으로의 시간도 빛나게 해 줄 것이다.

NO.20

김영아

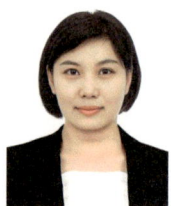

🔶 소개

1. 現 KTCS(과학기술정보통신, 한국지능정보사회진흥원추진) 교육강사(16년)
2. 現 시청자미어센터 강사(제작, 포토샵, 사진, 코딩, 미디어)
3. 現 창의코딩,컴퓨터 늘봄, 방과후 강사
4. 現 SW교육체험센타 AI 강사
5. 現 캠퍼스공동교육(캠공) (챗GPT와 AI영상제작) 강의
6. 前 FOR YOU 포토그래퍼, 미래칼라스튜디오 근무
7. 전자책, 종이책 포함 15권 출판

🔶 연락처

1. 네이버 검색: 또바기쌤, 김영아
2. 홈페이지: https://dino79.my.canva.site/2
3. 유튜브: https://www.youtube.com/@health_diet79/shorts
4. 리틀리: https://litt.ly/dino_79
5. 블로그: https://blog.naver.com/ya35mm
6. 알라딘: https://buly.kr/3I1TphE
7. 메일: ya35mm@naver.com

배우고 즐기며 찾은 삶의 균형

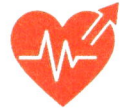

어느 날 내게 찾아온 나의 병명. 항상 건강할 것 같았던 나의 삶이 잠시 쉬어감을 말해주었다.

1. 좋아하는 것을 배우는 삶

나는 배우는 것을 좋아한다. 특히 새로운 것들을 익히고 내 것으로 만드는 과정이 참 즐겁다. 돌이켜 보면, 내가 건강하게 살아온 비결은 바로 이 '배움과 도전'이 아니었을까 싶다. 어릴 적 아빠가 사주신 롤러스케이트를 타고 온 동네를 돌아다녔다. 몸을 움직이며 땀 흘리는 활동을 좋아했다.

두 아들을 키우면서 새로운 것들을 배우는 즐거움에 다시 빠져들었다. 요리, POP, 캘리그래피, 비누 공예, 카이로프라틱, 요가, 헬스, 줌바댄스, 배드민턴, AI 영상제작, 사진, 전자책, 동화책, 컴퓨터 자격증 등 40가지 넘는 자격증 따기를 지속하며 다양하게 배웠다.

무엇이든 배우고 익히며 나를 성장시키는 과정에서 나는 행복을 느꼈고, 내 몸과 마음도 덩달아 건강해졌다. 요즘에는 AI관련 영상제작과 전자책 쓰기 공부를 하면서 작가로 활동하고 있다.

2. 뇌동맥류 진단 이후 찾아온 건강의 중요성

배움의 길 중 수영을 못해 수영을 배우러 갔다. 설렘도 잠시, 즐겁던 시간이 한 달도 채 되지 않아 예상치 못한 고통으로 바뀌었다. 수영을 배우기 시작하면서 평생 경험해 본 적 없는 심한 두통이 찾아왔다. 처음에는 대수롭지 않게 생각했다. 그러나 두통은 점점 심해졌고, 급기야는 머리가 흔들릴 정도의 고통을 느꼈다. 순간 두려움이 몰려왔다.

병원을 찾았고 검사 결과, 의사는 내게 뇌동맥류라는 생소한 병명을 알려주었다. 좌뇌에 혈관이 꽈리처럼 부풀어 있다는 설명이었다. 순간 온몸에 힘이 빠졌고, 머릿속이 하얗게 변했다. 원인은 명확하지 않다고 했다. 의사는 현재 상태에서는 수술이 어렵고, 주기적으로 추적 검사를 하면서 조심스럽게 지켜봐야 한다고 했다. 특히 겨울철에 급격하게 변하는 온도는 위험할 수 있으니 항상 주의하라는 당부도 잊지 않았다.

이 사건은 내 인생에서 건강에 대한 중요성을 깨닫게 하는 강력한 계기가 되었다. 더 이상 건강을 당연하게 여길 수 없었다. 나는 이 일을 계기로 몸과 마음을 더욱 소중히 여기며 꾸준히 관리하기 시작했다.

3. 몸과 마음을 깨우는 아침 건강 루틴

그 이후 나는 작은 것에서부터 건강 관리 습관을 만들어가기 시작했다. 특히 아침 시간의 루틴을 가장 중요하게 생각했다. 내 하루는 아침에 눈을 뜨자마자 화장실로 가서 양치하며 시작된다. 그 후 따뜻한 물에 레몬즙을 넣은 레몬수 한 잔을 산뜻하게 마신다. 마시는 동안 마음이 편안해지고, 하루를 준비할 에너지가 내 몸속으로 들어오는 느낌이 든다.

종아리 스트레칭 밸런스보드 위에 올라선다. 5분 정도 보드 위에서 균형을 잡으며 종아리 근육을 천천히 스트레칭하면, 밤새 굳었던 몸이 서서히 풀어지며 시원하고 가벼워진다. 스트레칭하는 동안 나는 내 몸과 소통하는 느낌이 든다. 그 시간이 참 소중하다.

  스트레칭이 끝나면 폼롤러를 이용해 어깨와 허리를 부드럽게 풀어준다. 꾸준히 하다 보니 이제는 하루를 시작하는 필수 루틴이 되었다. 등과 허리에 뭉쳤던 근육들이 하나둘 풀리는 것을 느끼면 하루를 활기차게 시작할 수 있을 것 같은 자신감이 생긴다.

  이 작은 습관들은 혈액 순환을 도와주고 몸의 감각을 되살려준다. 이렇게 잠시 손과 발을 풀어주는 시간만 가져도 하루의 컨디션이 확실히 좋아진다.

  아침의 작은 의식들은 결코 크거나 특별한 것이 아니지만, 매일 반복하다 보니 몸과 마음을 건강하게 유지하는 데 큰 도움이 된다. 이 모든 습관이 내 하루의 소중한 건강 관리법이다. 결국 건강 관리는 내가 좋아하는 일을 하면서 몸과 마음을 균형 있게 유지하는 것이라는 진리를 깨달았다. 뇌동맥류는 내게 큰 시련이었지만, 그 덕분에 나는 오히려 더 행복하고 건강하게 살아갈 방법을 배우게 되었다.

  오늘도 나는 아침의 작은 루틴을 실천하며 하루를 시작하고, 내가 좋아하는 배움을 계속하며 또한 교육 강사로서 큰 보람을 느낀다. 이를 통해 삶의 균형을 유지하며 성장하고 있다. 건강은 누가 대신 관리해 줄 수 없다. 오직 내가 스스로를 지키고 사랑할 때 비로소 유지된다는 것을 나는 이제 확실히 안다. 이것이 나의 소중한 건강 비결이다.

의미 있는 삶이 주는 선물

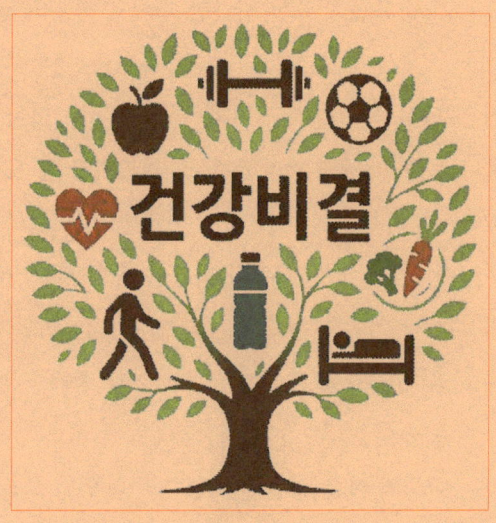

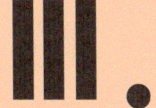

21. 김종호
의미 있는 삶이 주는 선물

22. 장예진
70대 중반 여성의 건강 비결 4가지

23. 이성희
나를 만들었던 본능적 치유

24. 최순덕
60대 시니어 나만의 건강 챙기기!!

25. 박해리
주도 패밀리

26. 조인설
건강과 다이어트는 동의어다

27. 김선화
책임감과 마음의 근육

28. 엄일현
건강한 삶을 위한 비결

29. 차에스더
하나님의 빛

30. 안수기
어느 의료인의 건강관리

NO.21

김종호

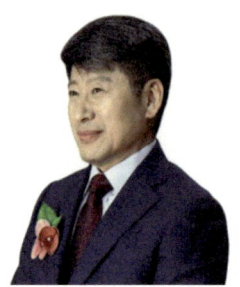

❏ 소개

1. BMCT 홈닥터(뇌인지 / 마음 / 언어 상호작용 지도사)
2. 웰다잉 전문강사, 사전연명의료의향서 상담사
3. 생명존중·생명나눔 전문강사
4. 전직 군인(해병대 34년 복무)
5. 인성·상담·리더십·임무지휘 교관
6. 양성평등 전문강사
7. 전문상담사, 군상담 슈퍼바이저
8. 닉네임: 떡보

❏ 연락처

전화: 010-8571-0063

의미 있는 삶이 주는 선물

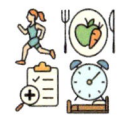

나이 들수록 건강은 단순히 몸의 문제가 아니라 마음과 삶의 태도에서 비롯되는 것이라는 걸 실감한다. 그래서 나의 건강 비결을 솔직하게 나눠보려 한다.

1. 의미 있는 삶을 향한 여정

나는 '웰다잉'이라는 주제를 붙들고 산다. 죽음을 준비하는 삶, 의미 있게 사는 삶에 대해 생각하고, 공부하고, 강의하는 일을 하고 있다. 그 덕분에 매일의 삶이 허투루 느껴지지 않는다. *오늘 하루를 어떻게 살아야 후회 없이 마무리할 수 있을까?* 이 질문이 나를 건강하게 한다.

2. 배움과 글쓰기, 나를 정리하는 시간

글을 쓰고 강의를 준비하다 보면 생각이 정리되고, 감정이 다듬어진다. 글쓰기는 나에게 내면의 운동과도 같다. 몸은 움직이지 않아도, 생각이 깊어지고 마음이 맑아지거든.

요즘은 또 뇌과학에 관심이 많다. 건망증과 치매 등에 자연스레 가까워지는 것을 예방하기 위해서도 뇌에 대해 알고 싶은 욕구가 많다. 점차 알게 되니까 호기심도 생기고, 책을 읽으면서 몸 건강, 마음 건강, 두뇌 건강까지 영역을 넓혀 공부하고 있다. 뇌에 대해 새로운 것을 알게 되니 설렘도 막 생긴다. 그래서 급기야 생활 두뇌 운동을 할 수 있는 자격증도 따게 되었다. 우선 나 자신의 건강을 위해 매일 아침 일어나면 손 자극 두뇌 운동과 호흡명상을 함께 하고 있다. 하루의 시작을 홀가분하고 편안하게 시작한다. 그러면서 몸, 마음, 세상, 자연에 대한 고마움으로 채우려고 노력하고 있다.

3. 자연과 교감하는 감성

아침에 일어나면 집 안에 있는 식물들에게 인사를 건넨다. 작은 화분의 화초류도 그렇고, 스티로폼에 흙을 채워 만든 미니 텃밭의 채소류(고추, 상추, 깻잎 등)들도 고운 마음으로 쳐다보고, 말을 건네고, 물을 준다. 참고로 깻잎은 '들깨의 잎'이다.

그리고 한국의 산과 들에 시나브로 핀 이름 모를 들꽃과 나무들을 좋아한다. 복수초, 민들레, 유채꽃, 광대나물, 비름나물, 방아잎(배초향), 개나리, 진달래, 때죽나무, 석류나무, 감나무 등은 특히 어릴 때 함께 시절 인연을 만든 것들이라 더욱 애착이 간다. 자연은 언제나 말없이 나를 위로해 준다. '사소한 생명에도 귀 기울이는 마음'이 몸 안의 긴장을 풀고, 여백을 만들어준다.

4. 가족이라는 든든한 버팀목

손주들과 보내는 시간은 나에게 최고의 치유 시간이다. 젊은 시절 군대 생활한답시고 육아와 교육은 아내에게 맡겼던 터라 지금도 미안한 마음을 가지고 있다. 사실 손주들을 가끔 돌보고 있지만 육아가 이렇게 힘든지 몰랐다. 심야에 수시로 깨고 뒤척이는 바람에 잠을 편안히 자기가 어렵다. 자식들에겐 제대로 못 했지만, 가끔 오는 손주들은 정성껏 돌보고 싶다. 과거 많이 도와주지 못했던 아내에게 미안함을 느끼는 기회이기도 하다.

아내도 그런 나의 모습에 어느 정도 보상받은 기분이라고 하니 더욱 좋다. 아내의 삶도 마찬가지다. 서로 돌보고 기대며 살아가는 관계 속에서 기운을 잃지 않는 삶의 에너지를 받는다고 한다.

5. 공감하고 위로하는 힘

나의 가장 큰 상점이자 강점은 '경청'이다. 누군가의 이야기를 듣고, 마음을 함께 나누는 일. 나는 이 일이야말로 건강을 오래 유지하는 비결이라고 믿는다. 어릴 때부터 몸에 밴 습관이기도 하다. 또 경청에 이어지는 *"그렇구나"*라는 한마디는 공감받는 이뿐만 아니라 주는 이도 치유한다. 그 따뜻한 순환 속에서 나는 늘 살아 있음을 느낀다.

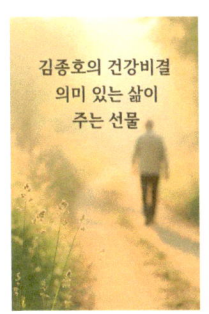

NO.22

장예진

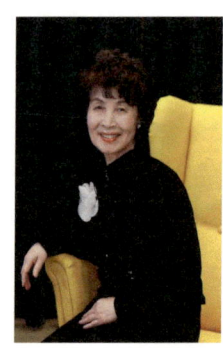

❑ 소개
1. 휘게 심리상담센터 대표
2. 보육교사, 사회복지사, 평생교육사, 다문화교원 자격증
3. 상담심리 치료 박사(PHD), 미술치료사 심리검사 전문가
4. 1급상담심리 치료사, 언어 치료사
5. 애니어그램 상담 강사 성폭력 상담 전문가
6. 가정폭력 상담 전문가 학교폭력 상담 전문가
7. 갈등조정 상담사 이마고 부부 상담사
8. 인성지도사 1급 독서 논술 지도사
9. *저서: 무심에서 감성으로 감성시집(공저)
   쪼가 있는 사람들의 결단(공저)

❑ 연락처
1. 이메일: cosmos9377@hanmail.net
2. 블로그: https://m.blog.naver.com/jso0426/222466689265
3. 유튜브: 장예진TV
4. 전화: 010-2449-9377

70대 중반 여성의
건강 비결 4가지

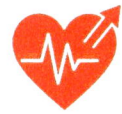

    나는 키 158cm, 몸무게 38kg의 70대 중반의 여성이다. 오랫동안 38kg 정도를 4~5년 동안 유지하다가 4가지 생활 습관으로 지금은 45kg 유지하고 있다. 마른 편이고 계속 건강관리에 집중하고 있다.

    휘게 심리상담 센터를 운영하면서 고등학교 학생들을 상담했다. 대학을 포기했던 학생들을 담당했다. 많은 학생을 상담하면서 대학을 졸업시켰다. 코로나로 인해 사무실을 정리했다. 모든 걸 내려놓고 건강관리에 최선을 다하고 있다. 가족들의 많은 사랑과 보살핌으로 뇌졸중 사건 속에서도 후유증 없이 육체는 정상인으로 살고 있어서 늘 감사하며 살고 있다.

    전 세계에 뇌졸중 후 육체가 나처럼 정상인은 없다고 박사도 말했다. 네 군데 대학병원을 입원 치료하면서 외모는 정상인으로 살고 있다. 2년 동안은 나라에서 발급해 준 안마 카드로 혈액순환과 굳어진 몸을 치료받고 있어서 많이 회복되고 있다. 삶 속에서 건강이 최고의 행복한 삶이란 걸 깨닫게 되었다. 건강이 최우선 순위로 생각하며 관리한다. 척추골절로 침상에 누워 1년 동안 자유롭지 못할 때는 희생하는 가족들을 위해서 박사의 처방대로 건강관리에 최선을 다했다.

이번 달에는 외국 있는 아들과 막내 늦둥이 손자가 한국에 와서 함께 행복한 시간을 보냈다. 기분 전환도 되었다. 교통사고 사건과 뇌졸중 사건과 난청 사건을 겪으면서 4가지 생활 습관으로 장애인이 아닌 정상인으로 살고 있다. 우선 집중력이 필요하고 긴 시간 앉아 있기에는 체력도 중요하다.

건강을 유지하기 위한 나만의 4가지 생활 습관을 소개하고자 한다.

1. 식생활 습관

과식하지 않고 소식을 한다. 예쁜 딸이 엄마 곁에서 지금까지 식단표를 만들어서 그대로 음식 관리를 해준 덕분에 내가 건강을 회복했다. 병원 선택부터 두통 관리, 어지럼증, 허리 통증, 호흡곤란 위장약 복용 관리도 철저하게 관리해 주고 있어서 현재 건강을 유지하고 있다. 지인들의 따뜻한 배려와 사랑으로 건강에 좋은 음식 관리와 체력 관리에 최선을 다해준 덕분에 이제는 건강을 회복하고 있다.

늘 찾아오는 지인들이 나와 함께하며 건강에 좋은 음식들로 준비해 주셔서 많이 회복했다. 어떤 지인께서는 시간이 안 될 때는 남편에게 음식을 싸서 서초동에서 인천까지 보내주시기도 하시니, 죄송하고 감사함을 잊을 수가 없다.

2. 운동 습관

건강을 회복하기 위해 체력 관리를 하기 시작했다. 오전 7시에 공원에 나가면 몇 분의 아주머니들과 황토 흙길에 맨발 걷기를 1시간씩 했었다.

강아지 데리고 공원을 1시간씩 매일 걷기 운동을 하고 있다. 30분은 공원 운동 기구로 여러 가지 운동을 하고 있다. 6개월이 지나고 보니 다리에 힘도 생기고 어깨 통증도 많이 회복되었다. 운동하고 집에 들어오면 식사도 잘하게 된다. 기분도 좋아지고 위장약을 먹지 않아도 소화가 잘되니 식사도 잘하게 되었다.

3. 독서 습관

다음은 내가 좋아하는 책들이다.

『위기를 기회로 바꾸는 법』, 『상처받지 않는 영혼』, 『결단』 『유쾌한 창조자』, 『내가 선명해지는 한 단어의 힘』, 『청소 능력』.

책 속으로 잠수해 보았다. 책 속에 답이 있었다. 우경하 대표님을 만남으로 책을 쓰면서 나 자신을 발견하고 보람 있게 일상을 보내고 있다.

4. 마음의 청소하기 습관

하루만 비우지 않아도 쓰레기가 넘치는데 내 마음의 청소는 얼마나 자주 하고 있나요? 책 속에 잠수하면서 마음의 청소를 하게 되었다.

이 4가지 방법으로 나는 건강한 몸을 유지하기 위해 노력하고 있다. 모두가 건강하고 행복한 인생을 살아가길 기도한다.

NO.23

이성희

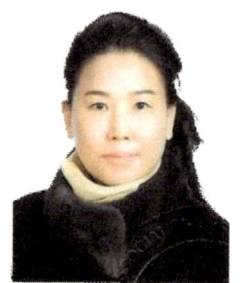

❑ 소개

1. 메디컬푸드컨설턴트 (식이전문가)
2. 한국자격개발원원장 충남(논산,계룡,공주,부여)
3. 발효자연소스 전문가(쌀누룩을 이용한 소스)
4. 라온쿠킹클래스 1:1 수업진행(라온오가닉 매장운영)
5. 아로마테라피를 사랑하는 1인
6. 원광디지털대학원 자연건강학 석사
7. 선한목자1TV 방송진행

❑ 연락처

1. 핸드폰: 010-3095-0814
2. 유튜브 검색: 선한목자1TV

나를 만들었던 본능적 치유

나는 지금 59세로, 쉰의 마지막 6개월을 보내고 있다. 40대에는 여성에게 가장 중요한 장기 중 하나인 자궁을 적출하는 큰 수술을 겪으며 몸의 균형은 물론, 인생 전체가 흔들리는 시간을 보냈다. 그 충격으로 인해 앞으로 살아갈 방향을 진지하게 고민해야 하는 시점이 있었고, 지금도 그 과정은 계속되고 있다. 질병은 삶과 분리될 수 없는 것이며, 건강과 질병은 떼려야 뗄 수 없는 관계라고 생각한다.

식사 자리에 갔을 때, 먹음직스러운 빛깔과 아름답게 담긴 음식은 시선을 사로잡고 군침을 돌게 한다. 본능적으로 맛보고 싶다는 생각이 든다. 하지만 아무리 훌륭한 요리라도 간이 맞지 않으면 맛이 없다. 영양학적으로 완벽하다 해도 간이 맞지 않으면 입맛은 실망하기 마련이다. 간이 맞아야 맛도 좋고 소화도 잘된다. 음식을 먹었을 때 소화가 잘되어야 비로소 피와 살이 되고 에너지를 낼 수 있다.

음식과 함께한 세월이 벌써 19년째다. 장기 하나를 잃고 나서 몸을 되살려야 한다는 것을 깨닫고, 본능을 따라 치유를 선택했다. 머리끝부터 발끝까지 어느 것 하나 소홀함 없이 자기애(自己愛)를 부지런히 실천해야겠다는 생각이 든다.

몸이 없으면 마음도 없고, 마음이 없으면 몸도 유지될 수 없다. 많이 움직이면 힘들고, 너무 안 움직이면 무기력해지는 것이 참으로 미묘하다. 아름다운 노년을 맞이하고 향기로운 생활 속에서 죽음 또한 준비하고 싶다. 먼저, 내 안의 생명력을 깨우는 직관력을 믿으며

서 건강을 유지해 나가려고 한다.

1\. 직관력으로 맛있는 건강 만들기

자연의 원물을 있는 그대로 섭취하는 것을 늘 실천하며 잘 유지하고 있다. 인스턴트식품을 멀리하는 것이 나의 가장 중요한 실천이다. 비싼 음식이 아닌, 좋은 음식을 선택하는 안목을 기르는 훈련을 꾸준히 해왔다. 아무리 입맛에 당기는 음식이라도 인스턴트라면 멀리할 필요가 있다. 몸의 상태에 음식을 맞추는 것이 건강을 지키고 직관력을 키우는 데 많은 도움이 되었다.

단맛, 짠맛, 쌉쌀한 맛, 신맛, 담백한 맛, 매운맛 등 특정 맛이 당길 때, 몸의 직관은 치유를 요구하고 있다는 사실을 잘 알고 있다. 배가 부르면 위를 쉬게 해주고, 에너지가 떨어지면 활력을 주는 음식을 잘 알아차리도록 노력했다. 나는 내 몸의 주인이기 때문이다. 음식에 대한 탐심을 버리는 것이 나를 건강하게 만든다. 몸이 힘들 때는 자주 비우려 노력한다. 간헐적 단식은 몸을 아주 기분 좋게 한다. 더 필요하면 더 먹고 덜 필요하면 덜 먹는 것이 나의 개인적인 직관력이다.

이 직관력을 키우기 위해 필요에 따라 모발검사와 혈액검사를 통해 현재 상태를 분석하는 것이 많은 도움이 된다. 내 직관력과 현대 의학의 협업이 나에게는 아주 잘 맞는다. 예방 의학과 직관이 필요한 시점을 잘 조절하며 실천하는 것이 고통을 덜 마주하게 할 것이라고 생각한다.

2. 반신욕과 어싱 매트로 몸의 냉기 다스리기

지금 내게 가장 중요한 것은 체온 관리다. 이 체온 관리 역시 생활 습관에서 비롯된다. 60대로 접어들 시간에 대비하기 위해 몸을 부지런히 움직이고 실천하는 것 중 하나가 바로 반신욕과 어싱 매트에서 잠자기다. 이것이 건강 유지의 비결이라는 생각이 요즘 더욱 강하게 든다. 지금은 좋은 제품들이 너무 많아 정보의 홍수를 이룬다. 지난 19년간 참으로 많은 시행착오를 겪으며 경제적 손실도 컸었다.

이제 내 몸은 그동안의 시행착오를 겪으며 안정되어 가고 있다. 세월 앞에 장사 없다고 하지 않는가? 죽음을 준비해 나가는 과정 중에 고통을 덜 겪고 싶은 마음에서 택한 차선책들이다. 잘 먹고, 잘 자고, 잘 싸고, 잘 생각하는 것이 평범한 진리이지만, 이 평범함을 잘하지 못하는 것이 바로 나였다. 머리로는 생각만 하고 몸은 실천하지 못했다.

자연 속에 산 지 14년째, 넓은 정원의 새소리와 푸른 녹음은 나를 도시로 불러내지 못한다. 아스팔트 도심을 그다지 그리워하지 않게 한다. 아침에 일어나 커튼을 젖히면 보이는 정원의 녹음은 참 좋다. 하지만 죽은 나무가 보일 때는 내 자화상을 보는 듯하다. 그래도 푸르름이 더욱 많아 나에게 건강을 주니 참 고맙다.

NO.24

최순덕

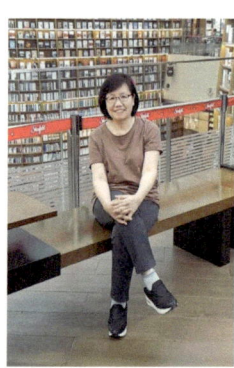

❑ 소개

1. 직무지도위원, 근로지원인 활동 중
2. 코리안투데이 시민기자
3. 사회복지사, 재난관리사
4. 데이터라벨러, 사전연명의료의향서 상담사
5. 전자책 작가 25권 등록 (100권 도전 작가)
6. 종이책 공동저서 6권 출판
7. 닉네임: 블레싱 메신저, 평생학습자

❑ 연락처

1. 네이버 블로그: 명언 길라잡이(blog.naver.com//csdkso0691)
2. 유튜브 검색: 시니어 클릭세상

60대 시니어
나만의 건강 챙기기!!

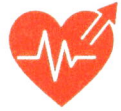

    42년간 종합병원 행정직으로 일하며 건강의 소중함을 온몸으로 느꼈다. 의료진은 아니었지만, 건강이 무너지면 모든 것이 의미 없다는 진리를 깨달았다. '건강은 건강할 때 지켜야 한다'라는 말처럼, 그 중요성은 나이 들수록 더욱 절실해진다. 60대가 된 지금, 나는 지난 시간을 돌아보며 아쉬움보다는 새로운 다짐을 한다. 은퇴 후의 삶, 젊은 날의 지혜를 발판 삼아 더욱 행복한 노년을 만들고자 한다. 이제 몸과 마음의 조화로 건강한 삶을 가꾸는 나만의 비결을 소개한다.

1. 긍정의 마음으로 스트레스 놓아주기

    '스트레스가 만병의 근원'이라는 말처럼, 마음의 평화는 건강의 첫걸음이다. 42년 직장 생활에서도 스트레스는 피할 수 없었지만, 받지 않으려 애썼다. 은퇴 후에는 더욱이 스트레스는 내가 통제할 수 있는 영역임을 명심하고 있다. 주는 이가 있어도 받지 않으면 그만이다. 지나간 일에 얽매이거나 미래를 불안해하기보다, 현재의 삶에 감사하고 긍정적인 면을 바라보는 습관을 들이고 있다. 취미를 즐기고 좋은 사람들과 교류하며 밝고 건강한 에너지를 유지하는 것이 중요하다고 생각한다. 부정적인 감정은 마음의 병을 넘어 신체 건강에도 악영향을 미치기에, 의식적으로 긍정적인 생각과 태도를 가지려 노력한다. 감정을 솔직하게 표현하고, 때로는 전문가의 도움을 받는 것도 지혜로운 방법이다.

2. 몸을 활성화하는 유산소 운동

걷기는 남녀노소 누구나 쉽게 할 수 있는 최고의 유산소 운동이다. 60대에는 관절에 무리가 가지 않으면서 꾸준히 할 수 있는 운동이 중요하고, 매일 30분 이상 가볍게 산책하는 것은 심폐 기능 강화와 혈액순환에 큰 도움이 된다. 양재천을 걸으며 자연의 아름다움에 감사하고, 이 시간을 통해 진정한 행복감을 느끼고 있다. 꾸준한 걷기는 면역력 강화에도 좋고 햇볕을 쬐며 걷는 것은 비타민 D 생성에도 긍정적인 영향을 준다. 걷는 동안 주변 풍경을 감상하고 호흡에 집중하며 마음의 평온을 찾는 명상 효과도 누릴 수 있다.

3. 일상 속 즐거운 운동: 실내 자전거 & 탁구

실내 자전거는 날씨와 상관없이 집에서 편안하게 할 수 있는 유산소 운동이다. 관절 부담이 적고 하체 근력 강화와 심폐 기능 향상이 효과적이다. 매일 30분 이상 좋아하는 음악이나 영상을 보며 즐겁게 타는 것을 목표로 하고 있다. 어린 시절 논두렁길에서 자전거를 타던 추억을 회상하며, 실내에서 자전거를 탄다는 사실에 새삼 놀라기도 한다. 탁구는 20대 이후 잊고 지내다 은퇴 후 다시 시작한 운동이다. 전신 운동이면서 집중력과 순발력 향상에 탁월하다. 70대 후반 어르신과 탁구하며 몸으로 기억하는 감각에 감탄하기도 한다. 함께

즐길 수 있어 사회생활에도 긍정적인 영향을 미치고, 눈과 손의 협응력을 높여 뇌 건강에도 도움이 된다. 실내 자전거는 언제든 쉽게 시작할 수 있어 운동 습관 형성에 유리하며, 다양한 강도 조절로 개인에게 맞는 운동량을 유지할 수 있다. 탁구는 예측 불가능한 공의 움직임을 따라가며 시각과 운동 감각을 동시에 자극해 인지 기능 유지에도 효과적인 운동으로 손꼽힌다.

4. 건강 지킴의 완성: 정기적인 건강 검진

매년 정기적인 건강 검진은 건강을 지키는 가장 확실한 방법이다. 미리 확인하고 관리하여 질병을 예방하는 것은 60대 건강 관리의 필수 요소다. 건강은 노력한 만큼 돌아오는 소중한 선물이다. 나이가 들수록 변화하는 신체 상태를 정확히 파악하고, 필요한 경우 조기에 치료를 시작하면 큰 병으로 발전하는 것을 막을 수 있다. 건강 검진은 단순히 질병 발견을 넘어, 자기 몸을 이해하고 건강한 생활 습관을 점검하는 중요한 기회가 된다.

이처럼 긍정적인 마음가짐과 꾸준한 신체 활동, 그리고 정기적인 건강 검진은 60대 시니어의 삶을 더욱 풍요롭게 하는 핵심 비결이다. 건강은 결코 저절로 얻어지는 것이 아니며, 끊임없는 관심과 노력이 필요한 소중한 선물임을 자각하며 살아간다. 나는 오늘부터라도 나 자신을 위한 건강 지킴이가 되어 활기찬 노년을 맞이하려고 한다.

NO.25

박해리

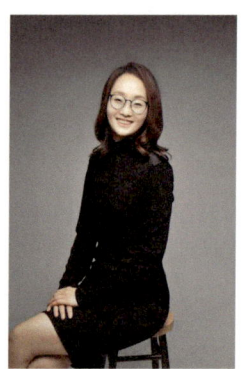

❑ 소개

1. 이음심포니커 대표
2. Italy Milano International Music Festival Orchestra 연주
3. 2024 삿포로교류오케스트라 연주
4. 2025 국제교류연주회(가와고에) 연주

❑ 연락처

1. 네이버 블로그: 이음심포니커(Ieum Symphoniker)
   https://m.blog.naver.com/ieum_symphoniker
2. 유투브 채널: 이음심포니커(ieumsymphoniker)
   https://youtube.com/@ieumsymphoniker
3. 이메일: ieumsymphoniker@naver.com

주도 패밀리

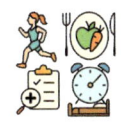

초등학생 시절 어느 날, 주산학원을 마치고 귀가하던 길에 학원 아래층의 한 문을 살며시 밀어보았다. 평소에 열리지 않던 문이 그날은 열려 있었다. 벽 전체에는 거울이 붙어있고, 바닥에는 마루가 깔린 발레학원이었다. 가끔 곁눈질로 보았던 예쁜 발레 수강생 언니들의 모습을 생각하며, 나도 뛰어보았다. 곧 발레 선생님이 나타났고, 그대로 쫓겨났다.

마흔이 되어갈 무렵, 건강 관리를 위해 어떤 운동을 해보면 좋을지 고민하던 차에 지인이 발레를 추천했다. 그리고, 까맣게 잊고 있던 어린 시절의 그 발레 학원이 생각났다.

발레, 이 단어는 진입장벽이 꽤 높게 느껴졌다. 그동안 보아왔던 전문 발레 무용수들은 사람이 할 수 있는 동작인가 싶은 동작을 해냈다. 유연해야 할 것 같고, 엄청난 점프도 해야만 할 것 같았다. 그러다 지인 추천으로 근처의 학원을 검색하다가 한 블로그에서 이런 문구를 보았다.

"유연성? 없으면 만들면 됩니다. 근력? 없는 사람 못 봤습니다. 다 있습니다. 정도의 차이만 있을 뿐."

유연성이 없어도 된다는 문구에 용기를 내서 인생 2번째 발레학원의 문을 열었다. 1회 체험 수업도 가능하다고 해서, 집에 있던 운동복을 주섬주섬 챙겨 입고, 발레슈즈 대신 양말을 신고, 첫 수업에 들어갔다. 그리고, 첫 수업이 끝난 직후, 나는 정규반 수업에 등록했다. 이날은 지금으로부터 9년 전, 나의 평생 운동을 만난 첫날이었다.

그 후로 놀라운 경험을 했다. 하루하루가 살아온 날 중에 가장 유연한 날이 되었다. 살아온 날 중에 가장 근력이 좋은 날이 되었다. 즉, 하면 할수록 유연해졌고, 근력도 늘었다. 더욱이 자세 교정도 되어서 평소 아팠던 목, 어깨, 허리 통증도 완화되어서 좋았다. 평생 운동으로 이만한 것이 없다는 생각이 들었다. 그리고, 신체 건강을 유지해 주는 운동을 넘어서서, 정신 건강도 챙겨주는 좋은 인연을 만났다.

코로나19 팬데믹이 전 세계를 덮쳤을 때, 학원도 그 영향을 크게 받았다. 여러 사람들이 운동을 그만두었지만, 그때 시작한 몇몇 수강생분들이 있었다. 그분들과 점점 친해졌고, 어느덧 모여 식사도 하고 담소도 나누는 사이로 발전했다. 처음 가져보는 동네 주민 모임이었다. 회사와는 전혀 다른 세상의 사람들이었고, 그래서 모이면 생업을 하던 때와는 전혀 다른 세상의 이야기를 들을 수 있었다. 세상에는 놀라운 일도 많았고, 정말로 각양각색의 사람들이 있었고, 다양한 생각들이 존재했다. 어렴풋이 알던 것이었지만, 실제로 접하니 느껴지는 바가 달랐다. 그리고, 뜻밖에 이것이 정신적으로 아주 좋은 휴식이 된다는 것을 깨달았다.

생업의 현장에서는 늘 치열했다. 그건 누구나 그럴 것이다. 삶의 아주 많은 시간을 생업에 쓰며, 고도의 집중력으로 많은 에너지를 쏟아붓는다. 하지만, 내 생업의 현장 또한 하나의 작은 우물에 지나지 않을 것이고, 그곳에 오랜 시간 집중하다 보면, 우물 안 개구리가 되어가는 건 아닌가 하는 불안함이 있었다. 그 불안을 내 생업과 교집합이 전혀 없는 발레 학원 수강생분들과 교류하면서 조금씩 완화할 수 있었다. 또한, 교집합이 전혀 없기에, 생업에서 힘들던 일도 종종 투덜거릴 수 있었다.

  이들은 나의 대나무 숲이 되어 주었다. 전혀 다른 세상의 이야기, 목적 없이 하는 비생산적인 대화, 각자 하고 싶은 이야기를 각자 하는 대화 아닌 대화가 정신적 긴장을 풀어주었고, 그것이 내게는 정신적 휴식이 되었다. 목적 없는 만담은 결코 비생산적인 것이 아니었다. 내게 필요한 것이었다는 것을 깨달았다.

  이 모임의 이름은 '주도 패밀리'. 우리 멤버들은 모두 술을 좋아한다. 그런데 정작 많이 마시지는 못한다. 그래서, 술 먹자고 모이고선, 술보다 대화를 더 많이 한다. 그러면서 매일 술 먹자는 이야기를 한다. 이 또한 목적도 맥락도 없는 흐름인데, 이런 모든 점이 너무나 소중하다.

  피를 나누어야만 가족이라고 생각하지는 않는다. 이런 모임의 구성원도 서로 존중하고 아껴주고 서로에게 도움이 된다면, 얼마든지 패밀리가 될 수 있는 것이 아닌가 생각한다. 나의 건강 비결, 신체적으로 정신적으로 두 가지 건강을 모두 지켜주는 비결은 '주도 패밀리'다.

NO.26

조인설

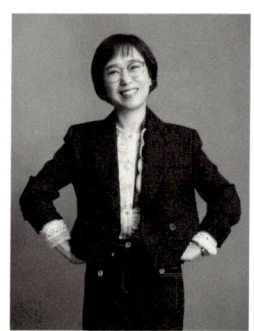

❏ 소개
1. 새론인재교육연구소 대표
2. 한국자서전협회 순천지부장
3. 전자책출판지도사
4. 자서전출판지도사
5. 국제임상아로마협회 아로마테라피스트
6. 푸드아트심리상담사
7. 햇살 담은 책방 대표

❏ 연락처
1. 네이버 검색: 조인설
2. 이메일: flowerstory01@naver.com

건강과 다이어트는 동의어다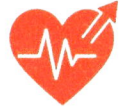

내 인생의 끝나지 않는 화두는 건강이다. 늘 건강상의 이유로 다니던 회사에서 퇴사했고, 경력은 단절되곤 했다. 갱년기가 시작되면서 상황은 더욱 악화되었다. 병명은 섬유근통, 뭐라 딱 꼬집어 말할 수 없는 통증은 점점 심해지고, 저체온증과 불면증도 깊어졌다. 병원에서는 갱년기라는 큰 카테고리 안에 내 모든 증상을 다 집어넣고 수면제, 신경안정제, 통증 완화제를 한 움큼 처방했다.

1년이 넘도록 지방에서 서울까지 병원을 오갔지만 나아지지 않았다. 체중은 늘기 시작했고, 나는 점점 더 무기력해졌다. 무엇보다 힘들었던 건 병원조차 고통의 원인도, 치료의 가능성도 명확히 말해주지 못했다는 사실이다. 그 절박함의 끝에서 내가 찾은 방법을 소개하고자 한다.

1. 맨발 걷기로 활성산소 배출

맨발로 땅을 딛기 시작했다. 접지(Earthing) 효과에 대해서는 이미 많이 알려져 있듯이 맨발로 땅을 밟음으로써 몸 안의 활성산소를 배출해 내는 것이다. 적어도 1년에 350일은 뒷산에 올랐을 것이다. 비 오는 날은 우의를 입고, 눈 오는 날은 슬리퍼를 신었다 벗었다 반복하며 황톳길을 걸었다. 불면증이 조금씩 나아졌고 고지혈증은 거의 정상으로 돌아왔다.

2. 건강한 음식, 그리고 현명한 생활 습관

누군가 '건강해졌다'라고 하면, 그 사람은 분명 몰라보게 날씬해졌을 것이다. 당연한 결과다. 몸에서 빠져나가지 못한 독소가 고스란히 허리둘레, 허벅지, 엉덩이 같은 곳에 저장된다니 비만은 곧 질병을 의미한다.

하비 다이아몬드의 저서 『다이어트 불변의 법칙』과의 만남은 내 인생을 바꿀 만큼 소중한 경험이다. 이 책을 통해 나는, 지금까지 내가 믿어왔던 음식에 대한 모든 고정관념, 예를 들어 아침을 든든하게 먹어야 하루가 활기차다거나 골고루 먹어야 건강하다는 생각, 그리고 식후 과일 먹는 습관 등이 내 몸을 병들게 하고 있었다는 것을 깨달았다.

모든 질병은 우리가 매일 먹는 음식에서 비롯된다. 무엇을, 언제, 어떻게 먹는가에 따라 몸속에서 독소가 생기고, 그 독소에 의해 질병과 비만이 발생하기 때문이다. 건강을 위해 우리가 일상에서 지켜야 할 것은 세 가지다.

첫째, 수분이 풍부한 과일과 채소를 많이 섭취하는 것이다. 둘째, 인체의 생체리듬에 따른 3주기, 즉 섭취 주기(정오 12시~저녁 8시), 동화 주기(저녁 8시~새벽 4시), 배출 주기(새벽 4시~정오 12시)를 지키는 것이다. 셋째, 단백질과 탄수화물을 함께 먹지 않는 것이다. 단백질의 소화액은 산성, 탄수화물은 알칼리성으로 이 둘이 섞이면 중화되어 제대로 소화되지 못하고 부패해 체내에서 독소를 만들어 낸다. 소식하고도 왜 늘 소화가 안 됐는지 비로소 이해되었다. 그리고 나는 이 세 가지를 실천하면서 모든 약에서 벗어났다.

3. 아로마테라피로 몸과 마음의 치유

향기 나는 식물에서 추출한 아로마 오일의 향기 분자는 저마다 독특한 치유 능력을 지니고 있다. 특히 이 향기 분자들은 우리 몸의 호르몬과 유사한 구조로 되어 있어 면역력 강화에 도움을 준다. 고질병처럼 따라다니던 소화불량엔 페퍼민트, 봄가을이면 심해지는 비염엔 유칼립투스, 숙면을 위해 라벤더와 마조람을 섞어서 디퓨징한다. 그리고 무엇보다 힘들었던 저체온증도 8가지 아로마 오일로 꾸준히 림프 마사지를 하면서 조금씩 호전되고 있다.

또한 매일 감정 아로마를 활용해 내가 느끼는 감정을 알아차리고 다독이는 연습을 하는 중이다. 스트레스에서 벗어날 수 없다면, 그 스트레스를 다루는 자신만의 현명한 방법이 꼭 필요하다. 치유받지 못한 감정들이 건강에 얼마나 많은 악영향을 미치는지 너무도 잘 알기 때문이다.

내가 찾은 건강의 길은 결국 몸속의 노폐물과 독소를 비워내는 것이다. 그리고 그 해답은 우리가 매일 먹는 음식과 일상의 생활 습관에 달려 있다. 의사와 약에 기대지 않고 자신을 지킬 수 있는, 그리고 날마다 조금씩 더 건강해지는 일상이 그저 고맙고 소중하다. 이 글을 읽는 분들도 그 감사한 일상을 함께 하게 되길 진심으로 바란다.

NO.27

김선화

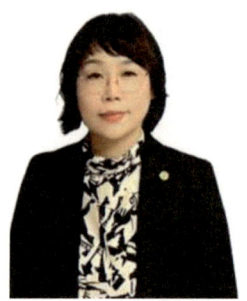

❏ 소개

1. 영산대학교 겸임교수
2. 청소년지도사
3. 출판지도사
4. 아동권리교육강사
5. 연우심리연구소 U&I 학습. 진로상담전문가
6. 초등학교 문해교원
7. 청소년자원봉사소양교육강사
8. 대한치매협회 부산수영지부지부장

❏ 연락처

블로그: https://blog.naver.com/sunhwagiyo

책임감과 마음의 근육

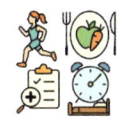

생명을 가지고 태어나면서 죽음도 같이 태어난다. 탄생은 존재의 시작, 죽음은 존재의 끝으로 둘은 분리될 수가 없다. 생명의 탄생이 없다면 죽음을 생각할 수도 없을 것이다. 살면서 건강하게 나와 타자를 지키는 행동은 생명 존중의 행동이 될 것이고, 반대로 생명을 가진 모든 유기체를 해하는 행동은 생명 경시의 행동이라 할 수 있다.

난 생명 존중 교육에서 자신을 건강하게 만드는 행동은 무엇이 있는지 학생들에게 질문한다. 그 질문에 어떤 이는 *"세수했어요", "밥 먹었어요", "운동해요"*라고 말한다. 그렇다, 나 또한, 나를 건강하게 만드는 행동으로 아침에 일어나서 입안의 세균을 없애기 위해 양치질을 하고, 체온과 비슷한 미온수를 마시고 규칙적인 생활을 위해서 일정한 시간 자고 일어나기, 정해진 시간에 균형 잡힌 식단으로 식사하기, 하루 30분 정도의 가벼운 활동으로 운동하기 등을 말한다.

그런데 현재 '내 건강한 삶의 비결은?'이라는 질문에 쉽게 말하기 어렵다. 불안한 마음과 지친 나의 육체, 소중하게 생각한 모든 것들이 허무하고 그 의미가 사라져 갈 때 억지로 몸을 움직일 수 있게 했던 일상적인 생활에서 했던 행동들이 표면 위로 말하기 어려워하는 것은 다른 무엇이 숨어서 자기를 찾아 달라고 신호를 보내고 있었다. 그럼, 처음으로 돌아가 질문을 다시 해 보자!

당신의 삶의 건강 비결은 무엇인가? 이 질문에 난 '책임감'이라는 말이 떠올랐다. 내가 내뱉은 말에 대한 책임, 어떤 목적이나 자극에 따라 움직이는 행동, 그에 따른 결과에 대해 스스로 감당하려는 마음, 책무를 다하기 위해 마땅히 노력하는 내 내면의 단단함이라고 말한다.

돌이켜보면 내 육체와 정신은 건강하지 않은 적도 있다. 때로는 고통으로, 지혜롭지 못한 독선으로 나와 가족을 아프게 하면서 가족과의 갈등, 자존감의 저하, 우울, 불안에 노출되어 나와 타자의 고통에 무감각해지기도 한다. 이럴 때 내 목소리에 귀를 기울이는데 중심을 잡아 준 것은 책임감이라고 나는 말한다.

"지금 내가 우울을 느끼고 있네" "왜 불안을 느끼고 있는 거지" "지금은 아플 때가 아니다."라는 질문을 통해 내가 느끼고 있는 감정을 그대로 수용한다. 그리고 내가 할 일에 대해 생각한다. 이번 주에 내가 지켜야 할 약속을 지키지 않아 일어나는 일들. 나 하나로 인해 누군가를 당황스럽게 만들면 안 된다. 이런 책임감으로 나는 나를 건강하게 만들기 위해 노력한다. 그래서 나는 책임감이 바로 나를 건강한 삶의 비결이라고 말하고 싶다.

나는 갈대다. 바람이 부는 방향대로 잘 흔들린다. 누군가의 말에 영향을 잘 받는다. 그로 인해 상처를 받기도 한다. 내가 뜻한 바가 아닌데 누군가의 색깔로 퇴색되는 내 모습에 나는 실망하기도 하고 모든 것을 놓아버리고 싶다는 생각에 감정은 요동친다. 아파하는 내 모습에 난 다시 중심을 잡고 일어서면서 '상관없다' '이런 상황 속에서 난 어떻게 하면 좋을까?' 이런 질문을 던진다는 것은 나의 내면에 긍정적인 사고와 단단함 때문이 아닐까?

어려움 속에서 휘청거리다가 다시 중심을 잡아 앞으로 나아가는 것, 이것이 또 하나 내 삶의 건강 비결이다. 말로써 자기 상처를 모두 표출하는 사람과 침묵하는 사람과 누구의 상처가 더 깊고 아플까? 흑백논리가 분명한 사람은 자신의 가치관에 따라 선택한 하나를 모두에게 옳다고 강조할 수도 있다.

나라는 존재는 생명을 가지고 태어나면서부터 아픈 것을 싫어하고 건강한 삶을 위해 한 걸음 조심스럽게 나아갔을 것이다. 때로는 원하지 않은 고통이 나를 침범해서 힘들게 하였을 것이고, 또 어떨 때는 고통 속에 내가 스스로 들어가서 힘듦을 경험하기도 하였을 것이다.

소중한 나에게 조심스럽게 말해주고 싶다.

"당신 삶의 건강 비결은 '책임감과 내면의 단단함'입니다."라고. 당신은 수동적인 삶보다 능동적인 삶으로 숲길을 헤쳐 앞으로 나아갔고, 말보다 행동이 앞서는 삶으로, 외부의 보상이 없어도 자신과의 약속을 지키면서 무너져도 다시 일어설 줄 아는 마음의 근육을 지닌 사람입니다."

NO.28

엄일현

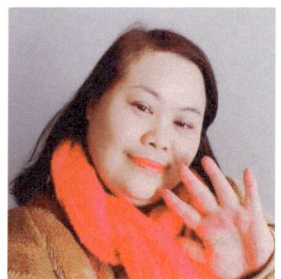

❑ 소 개
1. 나연구소 홍보 담당
2. 새벽 기상 및 감사 리더
3. 전자책 1권, 종이책 3권 출간
4. 매일같이 나를 찾은 나
5. 글로서 나를 찾고 있는 나
6. 다양한 일들을 하는 나
7. 닉네임: 엄모닝

건강한 삶을 위한 비결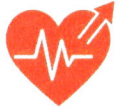

건강하고 행복한 인생은 어떻게 시작할 수 있을까? 최근 사고로 인한 친척들의 죽음으로 나는 매우 힘든 시기를 보냈다. 그런 일이 있고 많은 생각을 하게 되었고 특히, 건강 관리의 중요성이 더욱 크게 다가왔다.

옴니버스 인생책쓰기 7편 『내 삶을 바꾼 습관』 책에도 일부 내용을 적었었다. 이번 책에는 좀 더 자세히 적어본다. 일단, 나의 하루는 새벽 기상으로 시작한다.

다음이 내 건강한 삶을 위한 비결들이다.

1. 충분한 수면시간 확보
잠들기 전 물 한 반 컵은 밤새 쌓인 노폐물 배출에 도움이 된다. 보통 7시간에서 8시간 정도 충분히 자려고 노력한다.

2. 따뜻한 물 또는 레몬수 즐겨 마시기
매일 새벽 기상 후에는 따뜻한 물이나 레몬수를 꼭 마신다. 가끔은 보리차나 녹차로 대신하기도 한다. 특히 따뜻한 레몬수는 체중 감량에도 도움이 된다고 해서 더 즐겨 마신다.

3. 규칙적인 새벽 운동

새벽 기상과 함께 운동도 빼놓지 않는다. 따뜻한 물이나 레몬수를 준비하며 물이 끓는 동안 약 20분간 까치발 들기 20회, 스쿼트 20회를 매일 거르지 않고 한다. 이렇게 꾸준히 유지해 오고 있다.

4. 아침 채소 과일식

아침 식사를 거른 지 3년이 넘었지만, 그 대신 채소와 과일 위주의 아침 식사를 3년 반 넘게 꾸준히 하고 있다. 현재는 하루 2끼 식사를 하는데, 앞으로 더 건강한 먹거리를 찾아 식단을 바꿀 예정이라 기대가 크다. 건강한 음식을 찾아 먹는 것이야말로 나를 위한 최고의 선택이다.

5. 틈틈이 걷기 운동

매일 아침 걷기 운동도 꾸준히 한다. 비가 오나 눈이 오나 우산을 들고서라도 빠지지 않으려 노력한다. 가능한 시간에 맞춰 건강한 삶을 위한 이 비결을 무한 반복할 것이다.

모든 건강 비결은 사람마다 다르지만, 지금부터라도 건강을 챙기고 건강하게 먹는 습관을 들이는 것이 중요하다. '하나씩 프로젝트'를 만들어 시스템을 구축하고 있는데, 건강을 챙기는 것은 절대 힘들지 않다. 조금씩 늘려나가면 된다. 모든 비결이 새벽부터 시작된다면 하루를 더 잘 마무리할 수 있을 것으로 생각한다.

나에게 건강은 최고의 가치다. 건강하게 몸을 만들고, 건강한 삶을 선물하며 앞으로 50대를 건강하게 맞이하고 싶다. 부모님과도 오래오래 함께 살아가고 싶은 마음뿐이다. 이제 100세 시대, 건강은 선택이 아닌 필수다. 사람마다 건강 비결은 다르겠지만, 지금부터라도 나만의 방식으로 건강을 챙기려 노력한다. 건강하게 살아가면 더 좋은 기회가 올 것이다.

지금까지 건강을 위한 나의 노력 들을 이야기했지만, 무엇보다 자신에게 맞는 방법을 찾는 것이 가장 중요하다. 다른 사람의 비결을 그대로 따르기보다는, 내 몸의 소리에 귀 기울이고 즐겁게 지속할 수 있는 습관을 찾아야 한다. 건강은 단거리 경주가 아닌 평생의 여정이며, 이 여정을 꾸준히 즐기다 보면 어느새 더욱 활기찬 삶을 발견하게 될 것이다.

NO.29

차에스더

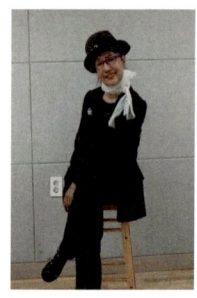

❏ 소개
1. 예은마음상담 치유연구원 소장
2. 지저스 예술선교연구원 학장/교수
3. 전인치유상담 연구원 학장/교수
4. 상담심리치료학회 이사 [대신대학대학원목회, 신학명예박사]
5. 온누리칭찬학교 학장/교수
6. 칭찬신문 기자, GOODTV 선교기자
7. 한국열린사이버대학 사회복지학과 특임교수
8. CTS 시니어모델
9. 주님의교회 담임목사 (백석)
10. 저서: [내 삶의 좌우명], [절망에서 부르심으로], [내 삶의 버킷리스트], [예수님의 제자를 세우는 길 위에서]

❏ 연락처
1. 유튜브: 샬롬SL TV [010-3860-0605]
2. 이메일: goodcbm@hanmail.net

하나님의 빛

1. 하나님을 만나기 전, 병든 내 삶의 고백

나는 언제부터인가 하루를 진통제로 시작하고, 박카스로 겨우 버티는 삶을 살고 있었다. 두통은 그림자처럼 나를 따라붙었고, 심장은 늘 불안에 쫓기듯 뛰고 있었다. 밤이 와도 잠은 오지 않았고, 눈을 감으면 오히려 더 큰 두려움이 밀려왔다. 사람들은 내가 강해 보인다고 했지만, 내 안은 텅 비어 있었고 무너지고 있었다. '왜 이렇게까지 살아야 하지?' 이런 의문이 들었다.

무의미한 일에 나를 소진하면서도, 인정받고 싶다는 욕망이 붙잡고 놓아주지 않았다. 내 삶의 방향은 엉뚱한 곳을 향해 있었고, 몸은 점점 SOS를 보내고 있었다.

"헛된 것을 좇는 자는 총명이 없거니와…"(잠언 12:11)
"수고하고 무거운 짐 진 자들아 다 내게로 오라 내가 너희를 쉬게 하리라"(마 11:28)

그때는 몰랐다. 그 짐을 내려놓을 수 있는 분이 계셨다는걸. 나는 내 인생의 주인이 아니었다. 하지만 그 사실을 너무 늦게 깨달았다.

눈물로 지새운 밤들, 진통제와 불면의 공포 속에서 나는 하나님을 향해 비명을 지르고 있었는지도 모른다.

2. 하나님의 빛이 내 삶을 비추다

그러던 어느 날, 복음의 말씀이 내 마음 깊은 곳에 닿았다. 처음엔 귀에 익은 종교 이야기처럼 들렸다. 하지만 이상하게도 그 말씀이 내 가슴을 울렸다.

"나는 너를 사랑한다. 너를 치료하는 여호와라."

그 말씀이 내 삶의 전환점이 되었다. 구속사의 말씀을 붙들고, 순종하기 시작했을 때 놀라운 일이 일어났다. 매일 의지하던 박카스가 더 이상 생각나지 않았다.

진통제가 없으면 못 살던 내가, 조금씩 통증 없이 하루를 살아가게 되었다. 불안장애는 점점 사라졌고, 밤에도 평안을 느끼기 시작했다. 말씀이 내 병보다 강했다. 순종이 약보다 깊은 치유를 가져왔다.

"나는 너를 치료하는 여호와임이라" (출 15:26)
"너희는 마음을 새롭게 함으로 변화를 받아…" (롬 12:2)

그저 증상이 나아진 것이 아니었다. 내 삶 전체가 '회복의 여정'으로 들어서 있었다. 하나님은 내 병을 고치는 분일 뿐 아니라, 내 삶의 방향을 다시 설정해 주시는 분이셨다. 나는 무너져가는 육체 위에 말씀의 단단한 반석을 세우고 있었다.

3. 건강을 통해 주신 복음의 사명

지금 나는 복음을 전하는 사람으로 살고 있다.
누가 내게 *"어떻게 살아났냐?"* 라고 묻는다면, 나는 말할 것이다.

"말씀으로, 은혜로, 하나님의 손길로 살아났습니다."

나는 여전히 완전한 건강을 가진 것은 아니다. 때로는 몸이 무겁고, 피곤이 몰려오기도 한다. 하지만 확실한 것은, 하나님께서 내게 사명을 감당할 수 있을 만큼의 건강을 채워주신다는 것이다.

진통제 없이 하루를 사는 기쁨, 잠들기 전 평안한 기도 한 줄을 드릴 수 있는 능력, 그리고 누군가에게 복음의 말씀을 전할 수 있는 체력 이것이야말로 하나님께서 내게 주신 기적이다.

"내가 약할 그때에 곧 강함이라" (고린도후서 12:10)
"주의 기쁨이 너희의 힘이니라" (느헤미야 8:10)

하나님은 나를 '병든 자'로 끝나게 하지 않으셨다. 오히려 나의 아픔을 복음의 통로로 바꾸셨다.
건강은 내 소유가 아니라, 사명을 위한 은혜임을 나는 믿는다. 오늘도 나는, 복음을 들고 걷는다. 숨이 차도 걷는다. 그 길 끝에, 또 하나의 생명이 살아날 것을 믿기 때문이다.

NO.30

안수기

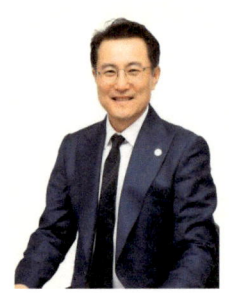

❏ 소개
1. 한의학박사
2. 다린공동탕전원 대표
3. 그린요양병원 대표원장
4. 국무총리표창, 대통령상 수상
5. 원광대 한의대 외래교수
6. 건강컬럼이스트 겸 작가
7. 순환톡톡tv 유튜브 크리에이터

❏ 연락처
1. 네이버 검색: 안수기
2. 유튜브 검색: 순환톡톡

어느 의료인의 건강관리

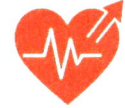

'건강은 순환, 순환은 리듬!' 건강에 대한 나의 구호이자 신념이다. 나는 의료인이자 건강 전문가이다. 전문적인 지식과 경험이 있다. 몸 공부를 통해 깨달은 바가 있어서 이들을 한 문장으로 만든 키워드이다.

순환은 혈액순환이다. 혈액은 생명의 메신저이자 전달자이며 순환이 무너진 곳에서 증상과 질병이 시작된다. 리듬은 생활과 습관의 규칙성이다. 수면과 식사, 노동과 운동, 휴식과 위안의 문제이다. 순환과 리듬을 유지하느냐, 못하느냐가 건강과 질병의 분수령이고 회복과 악화의 전환점이기도 하다.

나는 환갑이 넘어섰다. 나에게도 건강관리는 중요한 과제이다. 의료인 이전에 자연의 생명력을 가진 한 인간이기 때문이다. 평소에 즐기는 운동이 있다. 테니스가 30여 년이 넘는 구력이다. 물론 보약도 환절기마다 먹고 있고 덕분에 대체로 건강한 편이다.

항상 새로운 건강 관리법을 찾아 실천해 오고 있다. 아래 소개한 필자의 건강 실천법이다. 일단 가성비가 높다. 다만 접근은 쉬우나 꾸준히 지속하기가 쉽지 않다. 한 10여 년은 실천해 볼 결심이다. 독자들의 응원을 기대한다.

1. 탕 목욕과 때 밀기

이태리타월, 나의 일상 애장품 중 하나다. 목욕탕의 필수템! 나는 직장 옆 대중목욕탕에 매일 점을 찍는다. 하루의 시작이나 마무리는 뜨거운 탕에 몸을 담근다. 그리고 반드시 세신을 한다.

흔히 세신과 탕 목욕에 대한 선입견이 부정적인 사람들이 있다. 또는 '샤워로 충분하다. 피부가 안 좋아진다. 혈압에 안 좋다. 더 피곤하다' 등의 다양한 주장들이 있다. 그러나 진정한 탕 목욕의 장점을 알지 못한 단편적인 의견일 뿐이다.

"아, 개운하다!" 흔히 목욕하고 나서 한 번쯤 느껴본 기분이다. 그렇다. 목욕은 혈액순환에 좋다. 특히 세신은 피부마찰과 혈류순환에 가성비가 굿이다.

탕목욕은 장점이 많다. 일단 청결해지고 피부는 윤택이 난다. 피로가 회복되고 수면은 꿀잠이다. 가성비가 높고 건강에 좋다. 일상이 지친 현대인들에게 목욕탕은 친해질 가치가 있는 휴식처이다.

2. 맨발 걷기

3년 전에 병원 내의 암 환우들이 맨발 걷기란 것을 소개해줬다. 건강관리와 치유의 한 방법이란다. 그냥 '산보나 등산을 하여도 되는 데 뭐 하러 굳이 맨발로?'라고 생각하며 처음에는 그냥 스쳐 들었다. 그런데 그들의 주치의로서 한번 환우들의 체험을 공유하고 싶었고 마침 맨발 걷기 동호인 모임이 있다고 초대받아 참가해 보았다.

공원 숲길이다. 다수의 동호인들이 맨발로 걷는데 마치 성지순례를 하는 것 같았다. 이후에 필자 역시 동호인이 되었다. 어디서든지 맨땅만 만나면 주저 없이 신발을 벗고 맨발로 걷는다.

발을 보면 건강이 보인다. 인체의 가장 민감한 감각기관 중에 하나다. 맨발 걷기는 맨땅 위의 각종 이물질들이 발바닥을 자극하게 되며 지압과 접지의 영향과 장점은 크다. 일단 불면에는 최고의 수면제로 꿀잠을 자게 된다. 각종 면역체계도 개선된다.

3. 스포츠댄스 배우기

"*쉘 위 댄스?*" 차차차, 룸바, 탱고 등의 어려운 외국의 이름들. 외기도 어렵고 음악의 박자는 더 빠르다. 동작도 어설프고 얼굴이 화끈거린다.

춤을 배워보라. 나이가 들수록 근육과 관절이 굳어진다. 과격한 운동보다 이제 춤을 배워두라. 지역 커뮤니티에서는 이런 댄싱프로그램들이 많다. 멘토 역할을 하는 선배의 권유가 있어서 일 년 정도 춤을 배워보았다.

심장이 뛴다. 때론 박자를 놓치고 다리 근육들은 긴장한다. 어설픈 동작에도 발끝부터 머리까지 이마에 땀이 밴다. 모두가 순환이다. 리듬을 유지한다. 건강한 햇살이 비친다.

50대, 먹고 마시고 움직이며 건강을 디자인하다

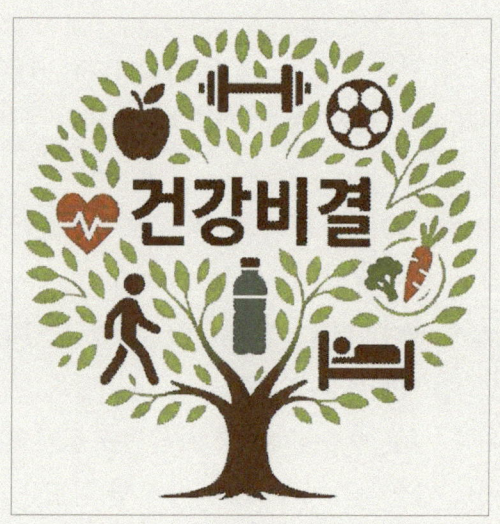

IV.

31. 김황연
50대, 먹고 마시고 움직이며 건강을 디자인하다

32. 김효승
생활 습관, 운동, 마인드가 중요하다

33. 한기수
잘 먹고 잘 싸고 항상 웃기

34. 성향미
내 몸을 살리는 REAL 아로마

35. 최형임
내 삶의 건강 비결은 잘 다스리기

36. 류정희
나의 10가지 건강 습관

37. 윤민영
나를 살려낸 아침 루틴 자연의 길에서 다시 태어나다

38. 유병권
있는 힘껏 외쳐라

39. 오순덕
작지만 꾸준히 할 수 있는 실용적인 건강 관리법

40. 박정순
더 건강해지는 내 삶의 건강 비법

NO.31

김황연

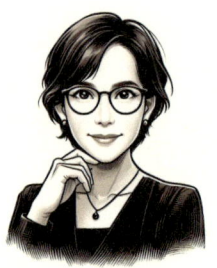

❏ 소개

1. 타로& 사주 직관 상담 14년 차
2. 크몽에 전자책 3편 출판
   - 사찰 기도 제대로 하는 나만의 노하우
   - 황오라클이 추천하는 사찰 여행(서울편)
   - 타로 카드로 소통하는 나만의 노하우
3. 알라딘 서점:『나를 알리는 시간』,『오픈 카톡방 수익화의 비밀』 전자책 공저
4. 종이책 공저:『내 삶을 바꾼 책』,『내 삶의 산전수전』,『내 삶을 바꾼 습관』
5. 한국콘텐츠능률협회 AI아트 공모전 시화 장려상 수상

❏ 연락처

네이버 블로그 검색: 황오라클

50대, 먹고 마시고
움직이며 건강을 디자인하다

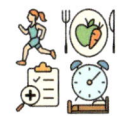

　40대까지는 솔직히 먹고 싶은 대로 먹으며 살았다. 그래도 맵고 짜고 달고 자극적인 음식에는 거의 손이 가지 않았다. 다행히 많이 먹는 편도 아니라 큰 문제 없이 잘 지내왔다.

　하지만 몸이 늘 가볍기만 했던 것은 아니었다. 몸에 좋은 음식보다는 맛있는 음식에 손이 갈 때가 많았고, 내 몸이 보내는 신호에 귀를 기울이기보다는 입맛에만 충실했던 적이 더 많았다. 몸이 무거워지면서 비로소 깨달았다. '내가 먹는 것이 결국 나를 만든다'라는 사실을.

　30대와 40대에는 벨리댄스와 요가에 푹 빠져 살았다. 춤을 추면서 스트레스를 푸는 법을 처음 알게 되었고, 요가로 마음을 가라앉히는 시간이 내게는 큰 힐링이었다. 그때는 건강을 챙긴다기보다는 재미와 즐거움이 먼저였다. 그래도 몸과 마음이 함께 웃던 시절이었다. 술과 담배를 전혀 하지 않아 친구들 사이에서는 '그래도 동안이다'라는 소리를 종종 들을 수 있었다.

　그러다 50대에 접어들면서 몸이 달라지기 시작했다. 자주 피곤함을 느끼고, 몸도 예민해졌다. 그래서 자연스럽게 몸을 돌보는 방법을 찾게 됐다. 명상과 산책, 때로는 등산을 통해 자연과 함께하며 마음을 다스리려 애썼다. 오랫동안 방광염으로 고생했던 터라 크랜베리를 매일 챙겨 먹으며 방광 건강을 관리했다. 하루에 한 알씩 비타민C도 빠뜨리지 않았다. **'몸에 들어가는 것이 곧 나를 만든다'**라는 생각이 깊어질수록 내 몸에게 미안하지 않게 건강을 돌보자는 다짐도 커졌다.

하지만 매일 앉아서 노트북으로 일하다 보니 운동량이 점점 줄었다. 몸이 무겁고 살이 찌기 시작했고, 갱년기도 찾아와 아주 잠깐이었지만 불면증으로 밤을 지새운 적도 있었다. 한 번 무너지기 시작하니 체력뿐만 아니라 마음마저 함께 무너지는 듯한 기분이 들었다. 그때 깨달았다. 건강은 누구도 대신 챙겨줄 수 없다는 사실을.

그래서 50대 후반에 접어들면서 하루를 소금 차 한 잔으로 시작했다. 몸에 좋은 소금물이 속을 따뜻하게 데워주고, 하루를 깨우는 의식처럼 느껴졌다. 몸을 더 늦기 전에 챙겨야겠다는 생각에 아침마다 단백질 위주의 식단을 준비했다. 달걀, 두부, 콩류, 닭고기 생선을 식탁에 자주 올려 근육량이 줄지 않도록 노력했다.

채소와 과일로 수분과 영양을 보충하는 것도 잊지 않았다. 몸이 무거우면 마음마저 늘어지기에, 가벼운 운동으로 몸을 깨우려고 애썼다. 하루에 108배 절을 하며 몸과 마음을 함께 움직이고, 주 3회는 1시간 정도 산책을 하며 내 몸을 움직였다. 그렇게 몸을 움직이다 보면 마음도 함께 살아나는 기분이 들었다.

이제 나는 60대를 앞두고 있다. 그래서 더 건강해져야겠다는 다짐을 매일 새기고 있다. '**먹고, 마시고, 움직이며 건강을 디자인하자.**' 내 몸이 필요로 하는 음식으로 나를 채우고, 물과 차로 수분을 충분히 보충하며, 몸을 움직여 나를 웃게 만드는 삶. 그것이 내가 나에게 해줄 수 있는 가장 큰 선물이라는 걸 이제는 안다.

50대는 나에게 몸과 마음을 새롭게 디자인할 기회였다. 이제 60대는 그 디자인을 완성해 나가는 시간이다. 몸과 마음에 미안하지 않게 오늘도 나를 챙긴다. 크랜베리로 방광을 돌보고, 단백질로 근육을 채우고, 소금 차 한 잔으로 속을 달래며 산책으로 마음을 힐링한다.

이 모든 것이 결국 나를 만드는 재료이자, 나를 웃게 하는 힘이다. 앞으로도 나의 몸과 마음이 함께 웃을 수 있도록 '먹고, 마시고, 움직이며' 건강을 디자인할 것이다. 그리고 이 글을 읽는 여러분들도 각자의 방식으로 몸과 마음을 디자인하며 건강한 삶을 살길 진심으로 응원한다.

NO.32

김효승

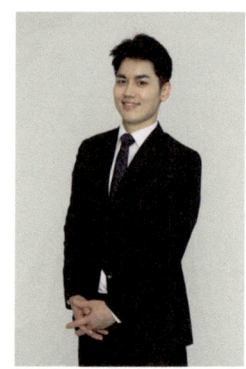

❏ 소개

1. 닉네임-보험의 장동건
2. ABA 금융서비스, 진심 설계사
3. 최선을 다하는 설계사
4. 고객만족도 1위
5. 고객이 우선 찾는 설계사
6. 고객을 위해 발로 뛰는 능력자, 발로 뛰니 행복합니다!

❏ 연락처

이메일 : hatoryantoni@naver.com

생활 습관, 운동, 마인드가 중요하다

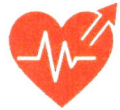

1. 수면 패턴을 알고 지켜보는 것

일찍 자고 일찍 일어나는 습관은 신체의 리드미컬한 회복력과 일찍 일어나는 루틴 감을 돕는다. 자고로 일찍 일어나는 새가 목표한 벌레를 잡는다는 말도 있다. 새벽 1시까지는 괜찮으나 내 경험상 새벽 2시를 넘겨서 자면, 다음날 신체의 피로감이 가중되기 때문에 수면의 데드라인은 새벽 2시 안에는 무조건 불 끄고 자야 한다는 것이 내 루틴의 방침이다!

2. 운동하기

나만의 운동법은 '일주일에 3번 이상 헬스장에 가서 운동하자!'이다. 운동을 하면 좋은 아이디어가 떠오른다. 나는 보험 영업을 하면서 매 순간, 매일이 멘탈 극복의 시간이라고 생각한다. 그러므로 마인드맵을 긍정적으로 형성하기 위해서는 헬스장을 일주일에 3번 이상 가는 게 큰 도움이 된다.

스트레스 관리 또한 중요하게 생각한다. 스트레스를 많이 받은 날에는 헬스장에 가거나 짧은 산책으로 기분을 순화시키면서 긍정의 마인드를 세팅하기 위해 노력하고 있다. 그러면 일도 더욱 잘 된다.

3. 마인드맵으로 마인드 세팅하기

아무리 부정적인 상황이 올 때라도 정신력은 긍정적인 마인드를 가지려고 힘쓰고 있다. 이런 정신자세의 습관들이 마음 건강부터 몸 건강에까지 도움이 된다고 확신한다.

4. 좋은 건강식품 섭취

요즘 업데이트된 건강 비결은 효소 식품 섭취다. 지인이 효소를 추천해 주어서 먹고 있다. 효소가 몸에 좋은 영향을 끼치는 것 같아서 매일 먹는다. 알아보니 건강 비결은 먹지 말아야 할 것을 절제해서 먹는 것이다.(개인적인 의견은 맛있는 것은 먹고 싶을 땐 먹어야 한다) 영양의 과잉 상태인 현대사회에서 +인 탄수화물 지방 단백질은 균형 있게 섭취하고 -의 영양소인 효소 비타민C 미네랄 음료의 섭취를 올리라는 정보를 들었다. 매일은 아니지만, 꾸준히 챙겨 먹고 있다.

비타민과 효소를 몸속에서 활성화하기 위해서는 미네랄이 필요하다고 한다. 미네랄 음료를 마셔야겠다고 생각했다.

또한 중요한 것은 건강은 마음에서 오고 건강 습관을 실천하는 데서 온다. 그리고 스트레스 관리도 중요한 요소라고 생각한다. 암에 대한 진단서 내용이 원인을 알 수 없는 상세 불명의 악성 신생물이라고 하지 않던가?!!

스트레스가 활성산소를 산화시키고 산화질소를 생성해서 몸 안에 독기를 생성시킨다고 알고 있기 때문에 마음의 독소 스트레스를 타파하는 나만의 방법과 실천력이 꼭 있어야 하고, 그게 결국 가장 중요하다고 생각한다.

사회생활을 하면서 스트레스를 안 받을 수는 없다. 중요한 것은 스트레스를 즉시즉시 풀어내는 것이다. 스트레스 관리가 곧 회복탄력성이다. 명상을 통해서 긍정의 자세로 전환하고 잠시 멈춤을 통해서 대세를 파악하고 흐름을 변화시킬 줄 알아야 한다. 그게 좋은 흐름이라고 생각한다.

또한 무조건 낙관적으로 생각하는 게 몸과 마음에 좋다. 몸을 건강하게 만들고 인생을 성공적인 결과로 이끈다고 믿는다. 의학적으로도 낙관주의 실험을 했더니 낙관주의가 강한 사람들일수록 암, 심장질환, 뇌혈관질환 이 3대 진단으로 사망 확률이 현저하게 낮았다는 데이터 분석이 있다고 한다. 낙관주의는 모든 일의 결과에도 좋은 영향을 미친다고 생각한다.

정신력을 키우고, 운동을 열심히 실천하고, 음식 섭취 시 완벽하진 않지만, 좋은 방향으로 하는 생활 습관만 있다면 천하무적의 건강 습관의 비결이다.

내 건강 비결을 정리해 보면 1. 운동을 생활화 규칙적으로 하는 것 2. 긍정적인 사고력을 가지는 것(마인드 세팅) 3. 효소 먹기다. 앞으로, 건강지킴이로 업데이트된 건강 비결을 실천하며 직업정신으로는 보험 가입 후 사후관리의 Helper로서 고객들의 보험의 보상 관리의 오른팔이 되는 보험계의 장동건, 김효승으로 실천력 백배해서 살아가야겠다고 다짐하고 실천할 것이다.

생활 습관, 긍정 마인드, 운동이 나의 건강 비결이다.

NO.33

한기수

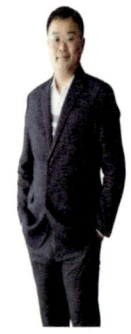

❑ 소개

1. 한국남성행복심리상담연구소 대표
2. 여여나무연구소 국장
3. 방과후 전래 놀이 현재 2년간 강의 진행 중 인기 강사
4. 학교 체육전문 강사
5. 개인시집 전자책 시집 2권(1집 베스트셀러등극)
6. 옴니버스 시리즈 50인 공저 2편~9편 (베스트셀러 등극) 10편 출간 준비
7. 한국작가협회 김해지부준회원

❑ 연락처

1. https://blog.naver.com/rltn1334
2. 네이버 검색: 한기수 (010-9763-1334)
3. 한국남성행복심리상담연구소 무료 상담 하고 있습니다.
   부부상담, 남성전문상담, 성예방상담, 청소년상담, 성상담

잘 먹고 잘 싸고 항상 웃기

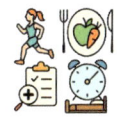

잔고장이 많은 내 몸. 90킬로 가까운 몸무게지만, 여러 군데 상처가 많다. 운동을 한다. 다리를 다쳐서 비가 내리는 날이면 통증이 오고, 손가락 골절이 그대로 굳어 철봉에 오래 매달리기 힘들다. 걷기를 시작할 무렵 오른쪽 다리 소아마비 증세로 병원에서 장애로 남을 수 있다고 말했다고 한다. 그 말을 들은 어머니는 의사한테 욕을 한 바가지 퍼붓고는 자신이 걷게 만들겠다고 큰소리치시고 나를 업고 나오면서 한없이 울었다고 말씀하셨다.

그때부터 어머니는 다리의 불편함으로 인해 울면서도 불평, 불만하지 못하게 나를 강하게 키우셨다. 장애로 맞고 울고 들어오면 그대로 쫓아내고 때린 놈 코피 흘릴 때까지 싸우고 오라 하셨다. 그리고 산에서 나는 좋다는 음식들을 원 없이 먹었다. 직접 만들고 키우고 동냥 아닌 동냥까지 해 나의 병을 없애 주셨다. 정성 덕분에 초등학교 들어가기 전에 완치 판단을 받고 지금 통뼈 아닌 통뼈로 건강하게 생활하고 있다. 두 아들 또한, 튼튼하게 자라 주었다.

난 음식에 진심이다. 어머니의 가르침의 덕분인지, 손맛을 그대로 이어받았는지 감사하게도 요리를 사랑하게 되었다. 늘 직접 만들어서 제철 식재료가 보약이라고 하시며 항상 시기에 맞추어서 건강식을 만들어 주셨다. 힘들게 산에 올라가 준비해 주신 것들인데도 그

때는 왜 그리 싫어했는지, 지금 생각하면 죄송한 마음뿐이다. 덕분에 나도 제철 식재료를 직접 요리해서 가족들을 먹인다. 화학조미료 90% 이상 넣지 않고 최대한으로 재료의 맛을 느낄 수 있도록 요리한다. 어머니는 항상 *"잘 먹고, 잘 싸고, 항상 웃어라."*라고 말씀하셨다. 아무리 맛있는 음식이라도 인상 쓰고 먹으면 아무 소용이 없다고 늘 강조하셨다.

음식을 만들 때 어머니는 항상 콧노래를 부르셨다. *"재미있어?, 힘 안 들어?"* 나의 물음에 대답은 항상 웃음이었다. 내가 아플 때를 제외하고는 별다른 보약은 안 먹은 거 같다. 늘 제철 음식이 보약이라는 어머니의 철학은 변함이 없었다. 또한 어머니는 항상 나에게 두 번째 건강은 운동이라고 가르쳤다. 가난한 그 시절 남들이 하는 운동을 다 배우게끔 뒷바라지해 주셨다. 그래서인지 초등학교 5학년 때 키가 168cm 정도로 학교에서 두 번째로 키도 크고 덩치는 최고였다.

어머니는 일찍 돌아가셨지만, 물려주신 음식 솜씨와 건강에 대한 철학을 물려받아 가족들을 위해 매일 요리를 한다. 두 아들은 나의 덩치를 물려받아 키 170cm에 나가서 기죽지 않을 정도의 덩치를 가지고 있다. 가리는 음식 없이 늘 만들어 준 음식들을 먹고 담배 또한, 하지 않는다. 물론 나 또한, 담배는 배우지 않았다. 항상 고맙다. 지금도 난 어머니에게 눈으로 배운 매실액 만들 준비를 한다. 단지를 씻고 소독하고 매실을 2~3번 정도 씻어 물길을 빼고 모든 준비를 마쳤다. 얼마 전에는 된장을 담아 간장도 빼내고 한 해 농사를 끝냈다. 구할 수 있는 제철 식재료로 간장 장아찌를 만들고 틈나는 대로 밥상에 올려 먹는다. 독립한 큰아들 밥상에도 올라간다.

우리 식구들은 일주일에 4~5일 정도 1시간에서 2시간 정도 운동을 한다. 그리고 매일 7천 걸음에서 만 걸음을 걷는다. 난 먹는 거랑 운동은 습관이라 생각한다. 요리에 진심인 나는 늘 여행을 통해 새로운 음식들을 배운다. 여행에서 배운 것은 모든 음식은 정성이 가득하다는 것과 그 정성이 맛을 만들어 주며 건강을 만들어 준다는 것이다.

'잘 먹고, 잘 싸고 항상 웃기'
어머니의 간단한 가르침을 오늘도 난 도마 위에 칼을 들고 웃으며 주방에서 콧노래를 부르며 어제 밀양 장에서 준비한 재료에 사랑을 넣고 만들어 본다.

NO.34

성향미

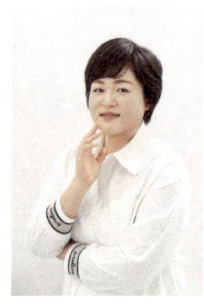

❏ 소개

1. 테라피교육협회(주) 대표
2. 국제공인 아로마 테라피스트
3. 감정 회복 아로마 전문 강사
4. REAL 아로마 교육팀 운영자
5. 도테라 다이아몬드 리더
6. "DREAMS, 아로마테라피스트가 된 이유"
   "말보다 먼저 닿는 향기" 저자

❏ 연락처

1. e-mail: real_aroma@naver.com
2. 블로그: https://blog.naver.com/real_aroma
3. 인스타: https://www.instagram.com/real_doterra

내 몸을 살리는 REAL 아로마

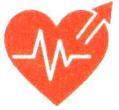

건강을 위해 아로마를 선택한 것은 처음부터 계획한 일이 아니었습니다. 암이라는 큰 시련을 겪으며 몸과 마음이 지쳐 있을 때, 작은 한 방울의 향기가 제게 말을 건넸습니다. *"괜찮아, 네 곁에 있을게."* 그 순간부터 아로마는 제 삶의 치유 동반자가 되었고, 지금은 수많은 사람의 일상에 향기를 더하는 일을 하고 있습니다.

1. 감정의 향기를 만나다: 아로마로 시작된 회복의 첫걸음

암 치료 이후 쉽게 피로하고 불안에 휘둘릴 때가 많았습니다. 어느 날, 한 방울의 아로마를 손바닥에 떨어뜨리고 심호흡했습니다. 향기를 깊이 들이마시자, 가슴 한편이 따뜻하게 풀리는 듯한 느낌이 들었습니다. 단순한 향기가 아닌, 감정을 어루만지는 부드러운 위로였습니다. 그날 이후 저는 매일 향기를 통해 자신을 보듬기 시작했습니다.

2. 매일의 아로마 루틴: 몸과 마음을 깨우는 아침 의식

건강은 거창한 것이 아니라 매일의 작은 루틴에서 만들어진다고 믿습니다. 매일 아침 아로마 디퓨저를 켜고, 오일풀링으로 하루를 엽니다. 온가드 오일 한두 방울을 코코넛오일에 섞어 입안을 헹구며 구강 건강을 관리하고 입속 세균을 줄입니다.

이후 온탕과 냉탕을 번갈아 가며 몸을 깨워주는 음양탕을 마십니다. 따뜻한 물에 페퍼민트와 레몬 오일을 한 방울씩 떨어뜨려 마시면 상쾌함이 배가 됩니다. 이 과정은 '오늘의 나'를 점검하는 소중한 시간이 되어 하루를 차분히 준비하게 해줍니다.

3. 아로마 터치로 몸을 돌보다: 가족과 함께하는 치유의 손길
아로마 터치는 제 가족의 건강 루틴이 되었습니다. 매주 꾸준히 실천하는 이 시간은 가족의 소중한 치유 의식이자 저 자신을 위한 최고의 힐링 루틴입니다. 특히 사춘기를 지나며 대화가 줄어든 아들과도 자연스럽게 스킨십과 대화를 이어가는 다리 역할을 해주었습니다.

4. 아로마 솔트 반신욕과 궁테라피: 깊은 이완과 여성 건강
저녁에는 하루의 피로를 풀기 위해 아로마 솔트 반신욕을 즐깁니다. 따뜻한 물에 천연 소금과 아로마 오일을 몇 방울 떨어뜨려 준비한 아로마 솔트는 몸의 노폐물을 배출시키고 혈액순환을 활발하게 만들어 숙면에도 큰 도움이 됩니다.

또한 여성 건강을 위해 정기적으로 궁테라피를 실시합니다. 복부에 온찜질과 아로마 오일을 활용한 부드러운 마사지는 자궁 주변 혈류를 활성화하고 월경통과 복부 냉증을 완화해 줍니다. 팬티에 한두 방울의 오일을 떨어뜨려 훈증 요법처럼 활용하기도 합니다. 이 시간은 내 몸과 소통하는 치유의 시간입니다.

5. 감정을 관리하는 향기 코칭: 사람과 나눈 감정 치유

"지금 당신의 감정은 안녕하신가요?"

긴장, 무기력, 울적함 등 감정마다 어울리는 향이 있습니다. 향기를 통해 감정을 드러내고 스스로 위로받는 법을 배우는 것이 치유의 시작입니다. 손바닥에 감정에 맞는 향을 한 방울 떨어뜨리고 두 손을 모아 얼굴을 감싸듯 올려, 깊게 3번 이상 호흡해 보세요. 숨을 들이쉴 때마다 몸 안으로 안정과 위로가 스며든다고 상상해 보세요. 향기는 감정을 어루만지는 부드러운 손길이 되어줄 것입니다. 반복적인 호흡을 통해 뇌와 신경계가 이완되고 감정의 파동도 잔잔해지는 것을 경험할 수 있습니다.

6. 긍정의 향기를 선택하다: 생각도 향기처럼 고를 수 있다

아로마를 만나면서 저는 하루의 향기를 고르듯 긍정의 생각을 선택합니다. 어려운 일이 닥쳐도 '이 또한 흐를 것이다'라고 생각하며 향기로 안정을 찾습니다. 삶은 결국 매일의 작은 선택입니다. 내가 고른 오늘의 한 방울이 하루를 결정짓습니다.

이렇게 반복되는 작은 선택들이 삶 전체를 긍정적으로 변화시켰습니다. 아로마는 나 자신을 돌보고 사랑하는 방법을 알려주었고, 가족과의 관계도 더욱 따뜻하게 만들어주었습니다. 여러분도 오늘의 한 방울로부터 자신만의 향기로운 변화와 치유의 여정을 시작하시길 바랍니다.

NO.35

최형임

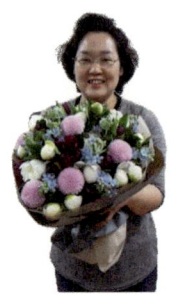

❏ 소개
1. 신세계합동녹취속기사무소 대표속기사
2. 신세계속기학원 컴퓨터속기 강사
3. 인천외국어학교 불어교사
4. 한국외국어대학교 불어교육대학원 수료
5. 서울여자대학교 불어불문과 졸업

❏ 연락처
1. 블로그: blog.naver.com 신세계녹취속기사
2. 네이버 검색: 최형임 속기사

내 삶의 건강 비결은 잘 다스리기

　예로부터 나라가 평안해 지려면 군왕이 치산치수를 잘하고 민심을 잘 다스려야 한다고 했다. 사람의 몸도 하나의 우주이고 왕국이다. 몸이 건강해 지려면 체내에 수분을 잘 다스리고, 혈액과 체액 속 염분 농도와 오장육부 역할의 밸런스 그리고 근육과 지방의 배치를 잘 다스려야 하겠다. 끝으로 강인한 정신력과 고요한 마음을 호수처럼 잔잔하게 잘 다스린다면 금상첨화라고 할 수 있겠다.

　체내 수분의 흡수는 미온수로 시시각각 개인 취향에 알맞은 양을 섭취하는 게 중요하다. 다만, 주의할 점은 작은 그릇이 엎어지도록 센 물결의 소방 호스식 주입의 섭생이 아니라 갈증이 느껴지지 않을 때 미리부터 조금씩 섭생하여 마치 스펀지에 물이 스미듯이 몸에 어떤 저항 없이 천천히 흡수시키는 것이 좋다.

　몸속을 고루 누비는 혈액과 체액의 염분 정도를 위하여서는 무조건 짠맛을 피하고 싱겁게만 먹는 것이 상책은 아닌 듯하다. 그래서 나는 소금 없는 계란후라이 맛에도 적응했지만, 그와 별개로 아침저녁 미량의 죽염을 복용한다.

　혈액의 당도를 낮추기 위해서 과일도 조심해서 양을 적게 먹고 탄산음료는 절대 입에도 안 대는 사람들이 많다. 하지만 나는 제철 과일은 듬뿍듬뿍 먹고 꿀도 아침 공복에 한 스푼씩 복용하며, 탄산음료도 때로는 아주 가끔 시원하게 마신다. 사람이 너무 틀에 맞춰서 살려고 하면 그 틀에 맞추려는 스트레스 때문에 더 생명이 단축된다고 믿는 사람 중 하나다. 그래서 나는 염분 제로, 당분 제로를 외치기 전에 스트레스 제로를 외치고 싶다. 스트레스가 만병의 근원이라는 것은 이제 누구나 아는 사실이니 말이다.

그다음으로는 민심을 다스리듯이 내 마음을 잘 다스리는 것이 중요하다. 사람들 사이에 부대끼면서 마음이 소용돌이치고 미워하는 마음이 자꾸 생길 때면 필요 없는 만남을 줄이고 마음이 안정되어 깨끗하고 고요해질 때까지 자기에게 시간을 더 많이 할애한다. 그리고 마음이 잔잔해져서 마음의 호수 속에 자기 얼굴이 비칠 때면 살짝 미소를 지으면서 착한 마음을 먹는다.

착한 마음으로 세상을 응대하다 보면 다소 손해 볼 경우도 있겠지만 '그런 선함을 이용하는 사람이 나쁘지, 나는 그래도 내 선함을 지키겠다.' 하고 밀고 나가면 만사형통이다. 마주치는 사람에게, 또는 함께 일할 수밖에 없는 사람에게 미소를 먼저 보내는 것은 내가 당신과 싸울 의사가 없다는 선제적 방어 수단이다. 나라마다 서로 전쟁에 대비할 것이 아니라 서로 화친하면 국방비로 소모될 국력은 절약되고 대신 민생을 더 돌보아 백성의 생활이 윤택해지듯이 우리는 사회생활에서 우선 경계를 미소로 풀고 필요 없는 신경전에 돌입할 것이 아니라 남을 미워할 시간에 자기 자신을 사랑하는 슬기로운 감정생활을 할 수 있을 것이다.

선한 마음을 이용하고 오히려 상처 주는 사람도 물론 있겠지만 아무리 좋은 옷감도 로쓰가 있어야 멋진 의복으로 태어나듯이 선함에도 반드시 따라오는 대가를 지급하는 것에 우리는 익숙해져야 할 것이다. 저마다 강해지고 행복해지려고 달려가는 피로사회 속에서 모두 자기가 피해자라고, 상처받았다고 슬퍼하기 전에 나는 누구에게 상처 주었나 먼저 반성도 해보고, 나에게 주어진 상처에 대한 면역력과 회복탄력성을 더 길러보자. 무한 긍정의 끝이 어디인지 궁금하지 않은가.

그렇게 하루를 잘 보내고 마음을 잘 다스렸다면 이제는 편안한 수면시간이다. 잠이 스르르 잘 올 것이다. 만약에 잠이 잘 안 오고 생각이 많아진다면 너무 안 오는 잠을 오라고 구차하게 부르지 말자. 부끄러운 고백일 수도 있지만 나는 책을 읽으면 금방 잠이 온다. 그리고 아침에 일어나고 싶을 때까지 잔다. 보통 8시간 자고 나면 스스로 일어나고 싶어진다. 하나님이 주신 보통 인간의 루틴이 그런 거 같다.

침상에서 고요하고 평화로운 마음이 준비되었다면 이제는 따뜻한 콩주머니로 체온을 다스릴 때다. 계속 더운 상태로 수면하는 것은 오히려 깊은 수면에 방해가 되나 처음 시작은 따뜻하게 하는 것이 좋다. 쉽게 말해서 콩 주머니라고 하는데 사실은 곡식 주머니이다. 검정콩과 노란콩, 녹두, 팥, 보리 등을 일정 배율로 배합하여 만들고 전자레인지에 4분 정도 데워 사용하는 것을 권장한다. 이렇게 해서 몸도 마음도 정신도 건강하게 살자. 그 실천과 응답의 열쇠와 자물쇠는 각자 자신만이 가지고 있다.

NO.36

류정희

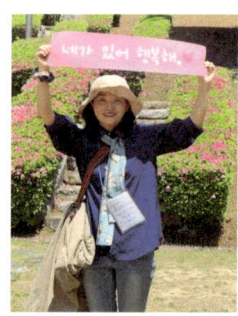

❑ 소개

1. Yes!진로코칭상담소
2. 생명존중강사
3. 디베이트강사
4. KPC코치
5. 초감성시인
6. 작가
7. 행복부자예스

❑ 연락처

1. 블로그: https://blog.naver.com/tladjr (행복부자예스)
2. 인스타: @happyrich_jh

나의 10가지 건강 습관

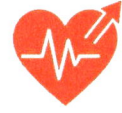

나의 건강 비결
나는 몸과 마음과 영혼이 건강한 사람이다.
의사도 고개 끄덕일 나의 건강 비결은?
건강은 건강할 때 지켜야 함을 알고 있다.
강함을 믿었던 그 순간이 무너졌을 때
비로소 깨닫게 된 알아차림은
결국 나의 건강은 나의 의도적인 노력으로 지켜진다!

'건강은 건강할 때 지켜야 한다.' 라는 말을 자주 들었다. 하지만, 이 말은 건강을 잃어보았을 때 가장 절실하게 다가오는 말인 것 같다. 회사 정기검진을 매년 받았지만, 한 번도 위내시경은 받지 않았다. 왠지 무섭기도 하고 '별일 있겠어?' 하며 차일피일 미루게 되었다. 몸의 미세한 신호는 내가 가장 먼저 알아차리는 걸까? 살이 왜 빠지지? 내 나이 서른, 결혼하고 아이가 태어난 지 1년이 되었을 때 동네 병원에서 위내시경을 받게 되었다. 검진 결과를 남편이 먼저 듣게 되었는지 조용히 말을 건넸다.

"*위암 초기로 보인데.*"라고 말했다.

"*으잉, 위암?*"

남편의 말이 잘 실감이 나지도 않았지만, 듣고서도 덤덤히 반응하는 내가 신기했다. 내 나이 이제 서른, 만으로는 아직 20대인데, 암이라고? 하지만 의외로 담담하게 받아들였고 식구들도 놀랐을 텐데 큰 내색하지 않고 지켜봐 준 것이 새삼 감사하다. 2001년 12월 24일 수술을 했다. 2025년 6월 현재 나는 건강하게 잘 살아있다.

암의 무엇이 원인이었을까? 거의 채식 위주의 식사를 하는 편이었고 음식을 험하게 먹는 스타일도 아니었다. 하지만 생각해 보니 음식을 너무 빨리 먹는 습관, 불규칙한 식사, 스트레스 등이 원인이었겠다 싶다. 수술 이후 내 몸과 일상을 대하는 태도가 조금씩 바뀌어 갔다. 그냥 먹던 음식도 그냥 하던 운동도, 그냥 하던 일들도 그냥 하지 않고 좀 더 낫게, 건강하게 할 수 있는 방법은 없을까를 고민하며 삶의 질을 높이려고 애를 쓰고 노력하고 있다.

귀하게 지켜지는 모든 것은 의도적인 노력의 결과물이다.

내가 건강을 지키는 비결은 몸과 마음과 영혼을 균형 있게 돌보는 것이다. 의도적으로 실천하는 매일의 대표적인 10가지 습관을 소개하면 이렇다.

첫째, 매일 아침 일어나자마자 음양탕 한 잔을 마신다. (마시기 전 마실 물에 건강, 사랑, 부의 기운을 넣어 마신다.)
둘째, 긍정 확언을 읊조리며 몸을 깨운다. (거울 속의 나와 하이파이브 하며 활짝 웃는다, 오늘도 잘해보자!)
셋째, 식사 후 비타민 2알을 꼭 챙겨 먹는다. (온 가족이 비타민을 자연스럽게 섭취하는 습관이 생긴 이후 감기는 확실히 줄어든 것 같다.)

넷째, 몸짱 맘짱 운동 일상을 인증하는 프로젝트에 참여하며 운동한다. (매일 스쿼트100개, 플랭크 1분 등)

다섯째, 건강한 음식과 천천히 먹기를 실천한다.

여섯째, 매일 의도적인 알아차림을 한다. (감사, 감동, 감탄을 발견하기)

일곱째, 매일 성경 읽기와 낭독, 묵상, 기도하기에 힘쓴다.

여덟째, 아로마셀프테라피 8터치 건강마사지로 기분 좋은 하루를 마무리한다. (가족과 함께하면 만족도가 높다)

아홉째, 매일 책을 읽고 글을 쓴다.

열째, 용기, 책임, 유연함을 장착하고 다정한 사람으로 살아가고자 노력한다.

선물처럼 주어진 매일의 삶이 감사하다. 감사하고 감동하고 감탄하며 즐겁게 살아가려고 노력한다. 선한 노력을 의도적으로 하고 그 노력이 자연스럽게 습관으로 장착되면 그때부터는 쉬워진다. 건강한 노력이 건강한 삶을 만든다는 것을 몸으로 알아가고 있다.

모든 것에 다 감사하다.

"How awesome!", "Amazing!"

NO.37

윤민영

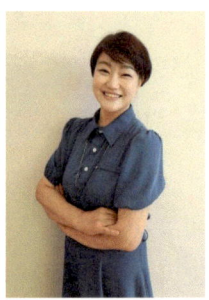

❏ 소개

1. 자담인영힐링 대표
2. 전자책 크몽 입점
3. 브런치 작가
4. 기적의 자연건강법 코칭
5. 자담인영힐링 쇼핑몰 운영
6. 공저『내 삶을 바꾼 책』『내 삶의 산전수전』
  『내 삶의 귀인』『내 삶의 감사일기』베스트셀러 작가

❏ 연락처

1. 블로그: https://blog.naver.com/eiept211
2. 쇼핑몰: https://jd100923.jadamin.kr
3. 유튜브: 건강백세프로젝트 영힐링

나를 살려낸 아침 루틴
자연의 길에서 다시 태어나다

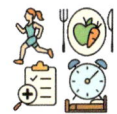

60살이 된 지금, 나는 병원과 약이 아닌 자연의 힘으로 다시 살아가는 법을 실천 중이다. 몸과 마음이 무너질 뻔한 순간을 지나, 나 자신을 살리는 길을 자연에서 찾았고 자연의 길에서 다시 태어났다.

그 출발은 다름 아닌 매일 아침, 나만의 건강 루틴이다. 아침에 눈을 뜨면, 나는 곧바로 일어나지 않는다. 누운 채로 *"아~ 잘 잤다!"* 라고 소리내 말한다. 이 한마디는 내게 감사와 위로, 그리고 하루를 여는 따뜻한 인사가 되었다. 이후, 손끝 치기와 발끝치기를 천 번씩 한다. 처음엔 조금만 해도 힘들고 지쳤었지만, 어느새 내 몸을 깨우는 가장 기본적인 운동이 되었다. 혈액순환이 좋아지고, 몸의 긴장이 스르르 풀리는 것을 느끼며 일어난다. 94세까지 건강하게 살다 돌아가신 시아버지의 건강법이기도 했던 발끝 손끝 치기, 많은 분에게 권하는 운동이다.

양치질하고 나면, 내 건강의 핵심 루틴이 시작된다. 그 첫 번째가 뜨거운 해죽순 물 500ml를 마시는 거다. 이 물은 나에게 단순한 수분 보충 그 이상이다. '내 몸에 초록' 2포와 천일염 한 티스푼을 더해 마시면, 당뇨병을 앓고 있는 내 신장을 보호해 주는 천연 미네랄 음료가 된다. 뜨거울 때 호호 불며 홀짝홀짝 다 마시고 나면 속이 따뜻해지고 등줄기에 땀이 훅 올라온다. 자고 일어나 차가워진 나의 몸 안에 생기가 퍼지고 복부의 냉기를 싹 빼주는 느낌이 든다. 이 물 한 잔이 나뿐만 아니라 우리 가족의 건강지킴이가 되었다.

그 후에는 내가 가장 좋아하는 시간이다. 햇살이 비치는 내 독서 공간에서 1시간 정도 책을 읽고, 낭독하고 글을 쓰기 시작한다. 발밑에는 저주파 발도자를 끼고 1시간 책 읽다 보면 모든 시름이 없어지고 소리 내어 읽는 낭독은 단순한 학습이 아니라 나 자신에게 전하는 치유의 언어가 된다. 결국 '매일책방'을 열어 많은 분과 교류하며 책 읽어주기를 하다 보니 책을 한 권 한 권 쓰기 시작했고 이 모든 행위가 나를 건강하게 만드는 비결 중 하나가 되었다.

단어 하나하나를 가슴에 담으며, 마음도 함께 맑아지는 걸 느낀다. 무엇보다 중요한 나의 건강 비결은 단식이다. 7년째 유지하고 있는 아침 단식, 그리고 정기적으로 매월 하는 하루 단식을 통해 나의 일그러졌던 장을 정리하고 복압을 빼준다. 건강 컨디션이 좋지 않으면 일주일에 한 번 하는 일도 있다. 점심 저녁 먹으면서 쌓여있던 노폐물을 배출하는 방법의 하나이다.

또한 몸속 혈관까지 청소하기 위해 분기별로 3일 단식을 통해 온몸 비우기를 한다. 몸속을 비우면 마음도 가벼워지고, 세포 하나하나가 살아나는 느낌이 든다. 단식은 나에게 있어 비움과 채움의 지혜로운 삶의 비결이 되었다. 단식을 마치고 하루를 시작하는 순간, 내 몸은 고요한 회복의 기운으로 가득 찬다.

7년을 이렇게 하다 보니 지금은 비움의 미학을 충분히 느끼게 되었고 나의 건강 비결에 가장 정점을 찍는 것이 되었다. 해보지 않은 사람은 아마 이 기분을 느낄 수 없을 것이다.

그리고 한 달에 한 번은 1박 2일 자담인 힐링캠프에 간다. 도시를 벗어나 청주의 힐링연수원에서의 캠프장에서 자연 건강법 강의를 들으며 나와 마주하는 시간을 가지며 온전하게 나만의 시간을 보낸다. 그곳에서는 열의 중요성을 일깨워 주기에 주열과 족욕 그리고 슬라이드 돔을 한다. 족욕은 2만 개 이상 뚫려있는 발바닥 기공을 통해 음이온 양이온이 소통하며 나의 몸속 독소를, 발을 통해 배출한다. 다음은 전신 땀을 통한 독소 배출로 슬라이드 돔 속에서 명상하고, 쉬는 그 시간은 내 몸과 마음을 완전히 복귀하는 마법 같은 순간이다.

이렇게 나는 매일 나를 돌본다. 약도 병원도 아닌, 자연의 리듬과 내 몸의 감각에 귀 기울이는 삶. 그것이 내가 다시 살아난 이유이고, 앞으로도 걸어가고 싶은 길이다.

그래서 나는 자연 건강법을 통해 숲 치유센터를 만들고자 목표를 세웠다. 자연과 하나 되어 살아 숨 쉬는 내 느낌을 많은 분께 전하고 싶어서다.

NO.38

유병권

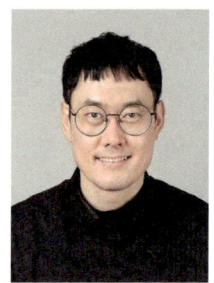

❑ 소개

1. 제25회 서울 독립영화제 우수 작품상
제목: 시나리오
감독: 유병권
2. 전자책 출간
제목: 살려 주세요
작가: 유병권

❑ 연락처

1. 네이버 블로그: 유병권의 꿈의 공장
2. 유튜브: 유병권의 꿈의 공장
3. 연락처: mental0820@naver.com

있는 힘껏 외쳐라

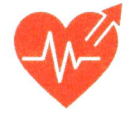

건강하게 살려고 수를 많이 쓴다. 흥 ~그래! 내 건강이 아주 좋진 않지. *"어디가 안 좋은데"* 라고 묻는다면, 그건 비밀이다.

나이가 45세가 되니 여기저기가 쑤신다. 무릎에 바람이 든 것처럼 시리고 바람이 불며 통풍이 잘 이루어지는 것 같다. 하늘을 봐라! 저 끝도 없는 하늘을 봐라. 위쪽으로 손가락을 가리키면 하늘의 끝없는 파란 광경이 보이며 저절로 감탄사가 나온다. 아~ 하늘이 끝도 없이 파랗다. 통풍이 분다. 또는 바람이 분다. 저 바람을 따라가다 보면 더 큰바람이 기다리겠지?

난 나 자신에게 외친다. '이번만은 건강하게 지내자' '이번 연도만은 건강하게 지내자'라고 외친다. 팔다리가 멀쩡한 나를 보며 '흥, 참 괜찮은 몸매군!'이라고 하며 혼자 즐거워한다. 이런 것도 잠시겠지? 왜냐하면 난 서서히 늙어가고 있거든. 젊게 늙으려고 노력하지만 그게 마음대로 되나? 잔잔한 물처럼 서서히 흘러가며 늙어가고 싶다. 배를 타고 멀리 떠나고 싶을 때도 있다.

만약 건강이 허락한다면, 비행기로 떠날까? 배를 타고 떠날까? 아니면 걸어서 여행하면 떠날까? 두 다리와 두 팔이 말짱하니 어디든지 갈 수 있겠지. 구름을 타고 세계 여행이나 할까? 하늘을 나는 자동차를 타고 지구를 한 바퀴 돌까? 나의 상상력이 밝혀지는구나.

난 생각한다. 우선 걷자, 그리고 그다음은 뛰자. 이것이 3년이 지나면 정식적인 운동을 배우기 위해 정식 체육관을 찾는 것도 나쁘진 않다. 그리고 정식 체육관을 3년 채우고 나면 이제는 더 강렬한 운동을 준비할 태세를 세워야 한다. 걷기 뛰기는 이제 쉬운 운동으로 밝혀지겠지. 있는 힘껏 외쳐도 운동이 되더라.

성대가 활동한다. 성대가 움직이고 발성이 완료되면 목에서 곱디고운 중후한 목소리가 흘러나온다. 나이 들고 건강하지 않은 사람은 목소리 톤이 크지가 않다. 근대 난 목소리가 당당한 걸로 봐선 아직 건강하다는 걸 느낀다. 하늘에서 독수리가 날 째려보는 광경이 보일 정도로 시력이 좋은 편은 아니지만 나도 안경을 쓰면 꽤 시력은 좋은 편에 속한다.

다른 곳도 건강하다고 힘껏 외치며 다닐 수도 있지만 나도 40대 중반이라 목소리를 크게 외치진 않는다. 목소리가 하늘을 찌르며 내가 내 목소리를 듣는 것은 참 유익한 광경이다. 건강해지려면 먼저 발성이 커야 한다.

소프라노 테너처럼 전문가를 바라는 건 아니다. 소리란 것은 파장이라고 한다. 물결, 움직임, 리듬을 타는 흥에 겨운 소리. 다들 좋은 소리이다. 소리는 귀로 듣는 것이지만 나의 마음 심장을 건드리는 아주 중요한 요소 중의 하나인 것 같다. 있는 힘껏 외쳐라? 뭐라고? 있는 힘껏 외쳐라. 목소리가 큰 사람은 챔피언이 아니라 건강학적으로 성공한 인간이라고 할 수 있겠다. 젊은 사람들은 목소리가 쩌렁쩌렁하다.

바람아 불어라 ~파도여 쳐라.

건강한 사람이 승자다. 건강한 사람만 살아남을 수 있다. 육체는 영혼과 같이 간다. 육체가 건강해야 정신적으로 건강한 것이다. 모든 조언 유튜브를 찾아보면 운동부터 해라, 살부터 빼라 이런 유의 이야기들이 많이 나온다. 그건 정답이다. 뭘 처음에 하든 건강부터 지키는 것이 최우선이다.

우선 걷고 뛰라는 말은 헛소리가 아니다. 무조건 걷고 뛰다 보면 결승점이 오겠지. 우린 열심히 따라 하기만 하면 된다. 쉽지 않냐고 물어보지만, 규칙적으로 걷고 뛰는 것도 못 하는 사람이 많다. 하반신 장애인들 즉 하반신 절단 장애나 하반신 마비 장애인들은 달리기 하려 해도 할 수 없는 사람이 대부분이다. 난 축복 받은 사람이다. 난 하반신을 못 쓰는 사람이 아니다.

내가 다치지 않고 두 다리로 걷는 것도 행복이다. 나의 행복 1순위는 두 다리가 튼튼하고 두 다리가 내 몸뚱어리에 달려 있다는 것이다. 나의 행복, 사지 멀쩡한 내 몸뚱어리에 고마움을 표현한다.

"내 사랑하는 몸아! 여기까지 와줘서 정말 고맙다."
이 말로 이 글을 마무리하고 싶다.

NO.39

오순덕

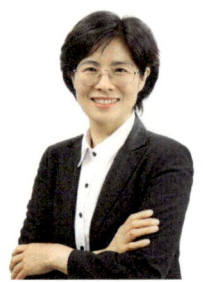

❑ 소개

1. 한글마루 창작소 공동대표
2. 한글만다라 개발자, 대한민국 1호 강사
3. 서울시 교육청 부모 행복교실 강사
4. (사)놀이하는 사람들- 놀이 활동가
5. 유아교육 23년 차
6. 한글 지킴이- 한글 신바람꾼
7. 저서: [내 삶의 좌우명] [내 삶을 바꾼 책]외 전자책 출판

❑ 연락처

1. 블로그: https://m.blog.naver.com/osd020508
2. 인스타그램: happy_tree.hello
3. 유튜브: 한글만다라

작지만 꾸준히 할 수 있는 실용적인 건강 관리법

나는 53세의 나이에 네 자녀를 돌보며, 어린이집 교사, 전래놀이 활동가, 창의 미술 강사 등 여러 역할을 해내면서 다양한 자기 계발 및 취미 활동까지 하고 있다. 이처럼 여러 역할을 동시에 수행하며 하루를 바쁘게 살아가다 보니 따로 시간을 내어 운동하고 건강을 챙기는 것이 쉽지 않다.

하지만 건강은 행복한 삶을 위한 가장 기본적인 토대이기에, 거창한 계획보다는 작지만, 꾸준히 할 수 있는 실용적인 방법들을 통해 앞으로 나의 삶을 더욱 건강하게 만들어가는 여정을 시작해 보려 한다.

1. "짬짬이 운동"을 생활 속에 자연스럽게 녹여내기

운동은 반드시 헬스장에 가거나 긴 시간을 투자해야만 효과가 있는 것은 아니다. 하루 중 짧게 비는 시간, 일상적인 활동 속에서 '짬짬이 운동'을 실천하는 것만으로도 충분히 건강을 관리할 수 있다.

⇨ 아침의 시작을 스트레칭으로:

눈을 뜨자마자 침대에서 5분만 투자해 보자. 목, 어깨, 허리를 부드럽게 돌려주는 것만으로도 밤새 굳어 있던 몸의 긴장을 풀고 하루를 활기차게 시작할 수 있다.

⇨ 집안일과 운동을 동시에:

설거지나 청소를 할 때 의식적으로 다리를 들어 올리거나 종아리를 들었다가 내리는 동작을 반복해 보자. 단순한 집안일이 하체 근력을 강화하는 운동 시간이 될 수 있다.

⇨ 이동 시간을 활용:

가까운 거리는 도보를 이용하거나, 엘리베이터 대신 계단을 이용하는 작은 변화를 시도해 보자. 의식적으로 걷는 시간을 늘리는 것만으로도 활동량을 상당 부분 늘릴 수 있다.

2. 먹는 것으로 내 몸에 활력 불어넣기

⇨ 아침 식사는 꼭 챙기자:

바쁘더라도 아침 식사를 거르지 않는 것이 중요하다. 삶은 달걀, 바나나, 견과류 등 간단하지만 영양가 높은 조합은 하루를 시작하는 데 필요한 에너지를 공급하고 점심 과식을 막아준다.

⇨ 충분한 수분 섭취:

하루에 물 1.5~2리터를 마시는 것은 체내 노폐물을 배출하고 신진대사를 원활하게 하는 데 도움을 준다. 물을 충분히 마시는 것만으로도 피로 회복에 효과를 볼 수 있다.

3. 지친 심신을 위한 회복 루틴 만들기

⇨ 매일 10분 '멍때리는 시간':

아무것도 하지 않고 편안하게 앉아 조용히 눈을 감고 심호흡을 해보자. 복잡한 생각에서 벗어나 현재에 집중하는 연습은 마음을 차분하게 가라앉히고 스트레스를 해소하는 데 효과적이다.

⇨ 하루 5분 감사 일기 쓰기:

오늘 하루 감사했던 일들을 짧게라도 적어보자. 거창한 일이 아니어도 괜찮다. 소소한 행복을 발견하는 연습은 긍정적인 마음을 기르고 삶의 만족도를 높여준다.

나를 위한 작은 회복 루틴은 바쁜 일상에서 지친 심신을 다독이고 균형을 되찾는 데 큰 힘이 된다. 하루 단 몇 분이라도 온전히 나에게 집중하는 시간을 가져보자.

4. 긍정적인 마음 습관 기르기

⇨ 감사하는 마음 갖기:

일상 속 작은 것들에도 감사하는 마음을 가지며 긍정적인 태도를 유지한다.

⇨ 긍정적인 자기 대화 연습하기:

부정적인 생각이 들 때, 이를 긍정적인 말로 바꾸어 말한다.

⇨ 현재에 집중하기:

과거의 후회나 미래에 대한 불안보다 지금, 이 순간에 집중한다.

바쁜 일상에서도 행복한 삶을 위해 그 무엇보다도 건강을 지키고 관리하는 일을 우선시하는 생활을 하자고 다시 한번 자각해 본다.

NO.40

박정순

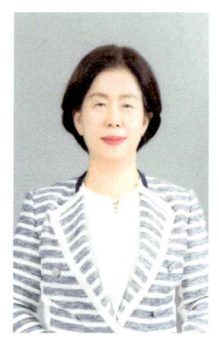

❏ 소개

1. 한국코치협회 KPC코치
2. 멘토지도자협의회 회원
3. 저서: 『삶은 여행처럼』 공저 외 2권
4. 분노조절코칭 코치
5. AI 북크리에이터

❏ 연락처

1. 네이버: jstaman501@naver,com
2. 인스타그램: jstaman501

더 건강해지는 내 삶의
건강 비법

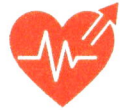

　어느새 내 나이도 60대를 맞이했다. 그동안 아이들, 남편, 그리고 도움이 필요한 시어머님을 챙기느라 정작 나는 사랑하는 나를 잊고 살았다. 하지만 지금은 나를 먼저 챙긴 후 가족을 돌보는 삶을 살아가고 있다.

　매일 아침부터 잠자리에 들기까지 실천하는 나만의 루틴은 몸과 마음을 지탱해 주는 큰 힘이 되고 있다. 앞으로도 꾸준히 이 루틴을 지속해서 더 건강해지고 싶다. 그리고 나의 루틴을 주변 분들에게도 알리기 위해서 이 글을 올려본다.

　1. 하루의 시작 - 따뜻한 소금 차 : 아침에 눈을 뜨면 가장 먼저 따뜻한 물을 준비한다. 온수에 냉수를 섞고 소금을 1/3티스푼 넣어 마신다. 겨울에는 더 따뜻하게, 다른 계절에도 차갑지 않게 조절한다. 이후 15분쯤 지나면 올리브유와 레몬즙을 섞어 마시고, 다시 15분 후에 식사한다.

　2. 건강한 아침 식사 : 식사는 채소를 먼저 먹은 다음에 달걀이나 두부 장조림 같은 단백질을 챙긴다. 밥이나 탄수화물은 소량만 먹는 편이다.

3. 자연과 함께하는 아침 산책 : 식사 후에는 현관문을 열고 나가서 시원한 바람을 마시며 햇볕을 쬔다. 화단의 꽃에 물을 주고 이웃과 인사를 나누며 짧은 대화를 나눈다. 요즘 이웃들에게서 우리 집 꽃들이 예쁘다는 말을 자주 듣게 되어 기쁘다.

4. 오전 시간의 배움과 가벼운 운동 : 코칭 관련 수업이나 독서 모임이 있는 날이 많다. 수업이 끝난 후 시간을 내어 현관 밖으로 나가서 꽃을 살피고 물을 주며 잠깐의 자연 속 휴식을 즐긴다. 실내에서는 발꿈치 콩콩이나 온몸 털기 같은 가벼운 운동을 한다.

5. 헬스장 운동 루틴 : 오후 1시경 점심 식사를 마치면 곧바로 운동 준비를 한다. 헬스장에 가서 스트레칭으로 몸을 푼 후 가벼운 유산소 운동으로 시작한다. 점심 후 헬스장에 가는 일은 어느덧 내 일상 속 습관이 되었다.

6. 건강한 저녁 식사 : 남편과 함께 텃밭에서 딴 상추, 깻잎, 쑥갓, 고수 등을 쌈으로 즐긴다. 단백질은 두부, 생선, 고기 등을 번갈아 가며 먹는다.

7. 지압과 자기 전 루틴 : 단월드 수련에서 배운 지압, 발 마사지, 발끝 부딪치기를 지금도 습관처럼 하고 있다. 잠자기 전에는 족욕과 보습 마사지로 발을 관리하며, 상처가 있는지도 꼼꼼히 살핀다.

8. 건강 보조제 섭취 : 오전에는 종합비타민과 비타민B군 그리고 비타민C를 먹는다. 저녁에는 마그네슘과 효소를 챙겨 먹는다. 자기 전에 먹는 마그네슘과 효소는 마음의 안정과 소화와 깊은 숙면을 위해 중요하게 생각하는 나의 루틴이다.

9. 숙면을 위한 몸 이완 : 침대에 누운 후 깊은 호흡을 하고, 발끝 부딪치기를 약하게 하거나 발을 가볍게 흔드는 동작으로 몸을 이완시키며 하루를 마무리한다.

10. 전원생활의 기쁨 : 봄부터 늦가을까지 피고 지는 꽃들은 나를 부지런하게 만든다. 아침 햇살에 눈이 떠지면 바로 일어나 꽃과 식물을 돌본다. 흙이 부족하면 채워주고 가지도 다듬는다. 이렇게 식물들과 함께하는 시간은 마음을 비우고 평온해지는 소중한 시간이다. 사람을 많이 만나지 않아도, 이웃들과 나누는 인사가 따뜻하게 다가온다.

텃밭 채소는 싱싱하고 농약을 안 치니 믿고 먹을 수 있어 좋다. 내 건강과 남편의 건강을 함께 챙기는 것이 내가 꼭 지키고 싶고 해야 할 의무라고 생각한다.

지금 실천하고 있는 이 루틴들이 바로 내 삶을 건강하게 지켜주는 '내 삶의 건강 비결'이다. 이 루틴들을 실천하며 나는 앞으로 더 건강한 사람이 되어 선한 영향을 주는 사람으로 살아가고 싶다.

50대 후반 여성의 건강 비결

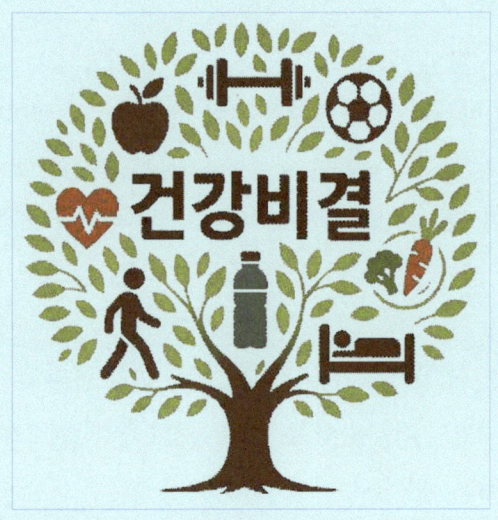

V.

41. 이 진
50대 후반 여성의 건강 비결

42. 조소연
건강은 더하기가 아닌 빼기

43. 이우자
죽음의 문턱에서 다시 쓰는 삶

44. 김미경
기도와 긍정으로 채운 건강한 나의 하루

45. 최민경
회복탄력성, 나선형 성장, 건강이 답이다

46. 박회연
허약체질의 건강 비결

47. 권수일
건강한 삶의 시작과 끝은 실천이다

48. 김언희
60대 중반, 나의 건강비결

49. 임철홍
건강의 본질

50. 정세현
자연에 건강 한 스푼 더하기

NO.41

이 진

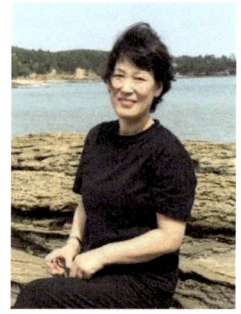

❏ 소개

1. 말기암아들을 지원하는 엄마
2. 오생단 깨끗해짐지사 대표
3. 세종시평생교육진흥원 문해강사. 한국어 강사
4. 세종시교육청 소속 마을교사
5. 세종시교육청 평생교육원 강사
6. 공주시교육지원청 느린학습자 지원 교사
7. 충남도청 퇴직

❏ 연락처

1. 네이버 블러그 검색: 오생단 깨끗해짐지사
2. 이 진: 010-4404-5043

50대 후반 여성의 건강 비결

저는 올해 쉰을 훌쩍 넘긴 162cm, 60kg대의 평범한 주부입니다. 결혼 후엔 늘 59~62kg을 유지했죠. 그런데 4명의 아이 뒷바라지에 한창 돈 들어갈 때, 공무원 생활을 접고 5개 기관을 오가며 하루 18시간씩 일하던 시절이 있었어요. 그때 몸무게는 72~75kg까지 치솟아 몇 년간 그 상태를 유지했었습니다.

그러다 2022년, 큰아이가 말기 암 선고를 받았습니다. 전이된 곳만 23군데라니, 국내 유명 병원들에서도 '손쓸 방법이 없다.', '여명이 2~3개월'이라는 진단뿐이었죠. 하지만 저는 포기할 수 없었어요. 고분자 키토산을 만나 희망을 보게 되었고, 아들에게 이 건강기능식품을 마음껏 먹이고 싶은 마음에 지사 계약까지 하게 되었죠. 지사 계약의 필수 조건인 '50일 이상 단식'을 이행하기 위해, 고분자 키토산을 먹으며 61일간의 초절식 프로그램에 돌입했습니다.

결과는 놀라웠어요. 18kg을 감량하여 57~58kg이 되었고, 한동안 잘 유지했습니다. 그런데 작년 7월부터 과로와 극심한 스트레스로 인한 불면증으로 건강이 다시 악화되었고, 결국 갑상선 기능 저하로 인한 '침윤' 진단을 받게 되었죠. 10월 둘째 주, 대학병원 첫 진료 당시 57kg이었는데, 그날부터 신지로이드라는 호르몬제를 매일 0.1mg씩 복용하기 시작했습니다. 두 달 후인 12월 둘째 주, 병원에 다시 갔을 땐 무려 16kg이 늘어 73kg에 육박하는 몸무게가 되어 있었습니다. 지금은 아래 방법들로 65~67kg을 유지하고 있습니다.

현재 건강을 유지하기 위해 다음의 것들을 하고 있습니다.

1. 아침 운동으로 몸 깨우기

어릴 때부터 소화와 배변 문제로 늘 고통받았어요. 위염, 위궤양, 위축성 위염, 장상피화생은 평생 달고 살았고, 아버지 손에 이끌려 치질 수술도 세 번이나 했죠. 배가 아파 아버지가 저를 업고 병원으로 뛰어가시는 일은 다반사였습니다. 그런데 61일 프로그램 덕분에 '모관운동', '발목치기', '붕어운동', '합장합척운동'을 배우고 꾸준히 하면서 그 모든 증상이 사라졌어요. 갑상선 질환이 생기면서 다시 이 운동들을 아침 루틴으로 넣었습니다.

2. 냉온욕과 고분자 키토산 섭취, 그리고 3일 디톡스

냉온욕은 부기를 빼고 체액을 정상화하는 데 효과적입니다. 고분자 키토산을 먹으며 하는 3일 디톡스는 갑상선 질환으로 인한 여러 부작용을 최소화하는 데 도움이 되죠. 가족들이 각자 일터로 돌아가는 월요일에 시작해서 5일간 디톡스를 하고, 가족들이 모이는 금요일 오후부터는 일반식으로 주말을 보냅니다. 방학 기간에 61일 프로그램을 다시 시작할 때까지는 이 방법을 계속할 생각이에요.

3. 필라테스, 아쿠아로빅, 그리고 햇볕 쬐기

갑상선 질환 이후 면역력과 극도의 피로를 이겨내고 다시 일상으로 돌아오기 위해 새로 시작한 운동 루틴입니다. 과도하게 움직이지 않으면서 온몸의 관절과 근육의 균형을 되찾고 유지하는 데 적합하

죠. 필라테스는 바른 자세와 배에 저절로 힘을 주는 생활 습관을 길러주고, 아쿠아로빅은 무릎에 부담이 없어 좋습니다. 매일 이른 아침, 강아지들과 산책하며 햇볕을 쬐는 것도 잊지 않아요. 오전의 햇볕은 '아데노신'이라는 신경전달물질을 활성화하여 피로나 무기력을 극복하는 데 도움이 되거든요.

4. 감사 일기 쓰기와 소리 내어 웃기

저는 아들이 암 환자가 되면서 '불행은 그저 조금 요란한 행복일 뿐'이라는 사실에 고개를 끄덕이게 되었습니다. '산전수전 공중전'이란 말이 제 삶을 대변하는 것 같았지만, 이제는 그렇게 생각하지 않아요.

엔도르핀의 5,000배 강력한 효과를 내는 호르몬인 '다이돌핀'은 감사와 감동의 순간에 분비되는, 암을 죽이는 가장 강력한 물질이라고 합니다. 성경을 공부하며 그것이 '사람 사용 설명서'임을 알게 된 후, 매일 감사할 일 세 가지 이상을 찾아 기도로 아뢰어 왔습니다.

다이돌핀에 대해 알게 된 후로는 모든 사람에게 더욱 감사를 표현하려고 노력해요. 웃는 것 또한 감사의 한 방법이죠. 웃을 일이 있어서 웃는 것이 아니라, '의식적으로 웃으면 웃을 일이 생긴다'**라는** 마음으로 의도적으로 웃으려고 노력합니다.

NO.42

조소연

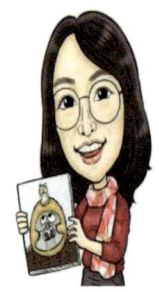

🔸 **소개**

조화로운 삶을 위해 서로를
소중하게 여기고
연대하며 유연하고 자유롭게 살고 싶은 사람

행간을 읽고 사색하며 산책을 즐기는 사람
닉네임 – **행간산책**
전래동화 보드게임 「**별별이야기**」 개발
《우리는 늘 책을 읽지》 전자책 공저
『행간산책』 시집

🔸 **연락처**

인스타그램: @read.between
블로그: blog.naver.com/slipia

건강은 더하기가 아닌 빼기

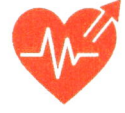

10, 9, 8…… 건널목 초록불이 깜박인다.

"엄마, 건너자!" 하지만 나는 그 자리에 멈춰 섰다.

"뛰다 넘어져 뼈라도 부러지면 이젠 잘 붙지도 않아."

불과 3년 전, 나의 모습이다.

지금 나는 그때와는 사뭇 다르다. 주 1~2회 PT를 받고 필라테스를 하며, 큰딸과 함께 10km 마라톤을 네 번이나 완주했다.

나를 돌보기 시작한 이후, 삶은 조금씩 달라지기 시작했다.

✓ 나쁜 것을 덜어내니, 좋은 것이 스며들었다

변화의 시작은 책이었다. 인문학, 재테크, 자기 계발서를 읽으며 자주 마주친 단어는 '건강'이었다. 하지만 운동은 늘 숙제처럼 버거운 것이었고, 체력은 점점 떨어지고 체중은 늘기만 했다. 생리 불순으로 찾은 병원에서 자궁내막증 진단을 받았고, 호르몬 치료는 체중 증가로 이어졌다. 체중계는 만삭 때보다 높은 숫자를 가리켰다.

그때 마음을 다잡았다. 좋은 걸 더하기보다, 나쁜 걸 줄이는 데 집중해 보자고.

술과 커피를 끊고, 다리 꼬는 습관을 버렸다. 1시간 이상 앉아 있지 않기, 흰쌀·밀가루·설탕 줄이기, 나트륨과 튀김 멀리하기. 커피 대신 생강차와 허브티, 하루 1리터 이상의 미지근한 물 마시기. 저녁 7시 이후엔 되도록 음식 안 먹기. 작은 실천들이 몸을 바꾸기 시작했다. 나쁜 것을 덜어내니 좋은 것들이 자연스럽게 스며들었다. 몸도 마음도 한결 가벼워졌다.

✓ 건강은 나를 사랑하는 방식이다

한 행사에서 찍힌 사진 속 내 모습은 충격이었다. 빛을 잃은 중년의 모습. 나는 그런 나를 사랑스럽게 돌보기로 했다. 오늘도 나에게 말한다.

"원하는 모습으로 변해가는 너, 참 대견하고 예뻐."

건강은 단순한 체력 관리가 아니라, 내가 나를 대하는 방식이었다. 이제는 건강 루틴이 하루의 중심이다. 아침 공복엔 따뜻한 음료(음양탕, 레몬수, 애플 사이다 비니거 등)를 마시고, 유산균과 영양제를 챙긴다. 식사는 혈당을 고려해 채소부터, 샤워 마지막엔 찬물로 마무리한다. 점심 후엔 산책하거나 서점에서 마음의 숨을 고른다. 저녁엔 유산소, 근력, 유연성 운동을 번갈아 하고 가끔은 반신욕으로 하루를 정리한다.

잠들기 전엔 명상과 함께 암막 커튼, 헬스 기기로 수면 환경을 관리한다. 건강검진과 치아 관리도 소홀히 하지 않는다. 양가 부모님의 관절 수술을 지켜보며, 자세의 중요성을 실감해 신체 균형을 맞추는 근력 운동도 꾸준히 하고 있다.

최근 딸이 말했다. *"함께 운동하면서 더 행복해졌어."* 운동하는 습관과 긍정을 유산으로 물려준 것 같아 뿌듯했다.

자신을 돌보는 습관이 어느덧 사랑하는 사람에게 닿아있었다. 건강은 나와 타인에게 친절한 상태라 생각한다.

✓ 건강은 자유이고, 꾸준함은 자산이다

사람은 건강에 이상 신호가 찾아왔을 때야 비로소 '건강'을 돌아본다. 초등학교를 간신히 졸업하고, 마흔이 넘어 검정고시로 고등학교 졸업장을 받은 친정엄마. 그런 엄마에게 치매가 찾아왔을 때, 나는 내 삶을 돌아보게 되었다.

50대를 바라보는 지금, 세 딸의 엄마로서 나는 다짐했다. 더는 나를 포기하지 않겠다고. 건강을 위한 사치를 나에게 허락하자고. 그와 동시에 '돈 공부'도 시작했다. 연금의 필요성과 '근육이야말로 최고의 연금'이라는 진리를 깨달았다. 몸이 버텨주지 않으면, 어떤 투자도 소용이 없다.

그리고 나는 '일'에서 건강의 또 다른 비결을 찾았다. 일은 내게 신체적 리듬을 만들고, 경제적 자립을 가능하게 하며, 정신적 활력과 성취감을 안겨준다. 꾸준한 일은 삶의 지속 가능한 에너지다. 일은 사회와 나를 연결하고, 나의 가치를 확인시켜 준다. 건강은 자유라는 자산과 행복이라는 배당을 받는 가장 확실한 투자처다. 그래서 나는 매일 다정한 루틴 속에서 꾸준히 건강 자산을 쌓아간다.

나를 돌보는 일, 그것이 바로 우리 삶의 보험이 될 것이다.

NO.43

이우자

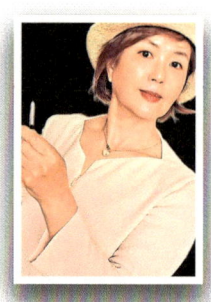

❑ 소개

1. 인생 다큐 책쓰기 대표
2. 한국이혈상담협회장, KBS 황금연못 패널
3. 전자책, 공동 저서. 자서전 출판 전문
4. 온오프라인 1000회 이상 강의 코칭
5. 닉네임: 하마(하늘마음)작가

❑ 연락처

1. 전화: 010-5705-2277
2. 네이버 검색: 이우자
3. 유튜브 검색: 시니어 TV

죽음의 문턱에서
다시 쓰는 삶

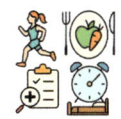

　건강한 삶을 위해 접종한 코로나 백신 예방주사. 하지만 몇 시간 뒤, 두드러기와 극심한 오한, 전신을 굴착기로 찍는 듯한 통증이 나를 덮쳤다. 척추와 근육에 나타난 현상은 단순한 이상 반응이 아니었다. 내 몸은 순식간에 고장이 났고, 평범했던 일상이 무너졌다.

　며칠 지나면 나아지리란 기대는 시간이 흐를수록 중증 환자로 변해갔고 두려움으로 바뀌었다. 매일 병원에 다녔지만, 전신 통증과 척추, 안면마비, 구토, 식은땀, 어지럼증, 보행장애는 차도가 없었다. 내 몸이 보내는 신호는 단순한 증상이 아니라, 생존 죽음의 문턱에서 다시 쓰는 삶을 위한 절규였다.

　2년 6개월 넘는 기간 동안 걸음걸이는 중증 장애인이었다. 말하는 것조차 힘겨웠다. 응급실만 여섯 번. 병원과 한의원을 오가며 살아있음을 증명해야 했다. 이웃은 말했다. *"그때는 형님 진짜 돌아가시는 줄 알았어요. 이만큼 좋아지셔서 정말 다행이에요."* 나는 지옥과 천당을 오갔고, 그 끝에서 살아 돌아온 사람이었다.

1. 사라지는 나, 버티는 나

　고통은 단순한 증상이 아니라, 내 삶을 통째로 삼켜버리는 암흑이었다. 병원, 한의원, 응급실. 반복되는 진료와 치료 속에 내 삶은 '대기실'이 되었다. 사람들은 잠시 대기했다가 퇴장했지만, 나는 수많은 시간을 그 자리에 있었다.

　마스크와 선글라스, 모자를 푹 눌러쓴 나를 사람들은 알아보지 못했지만, 나는 그들을 알아봤다. 비참해진 모습을 드러내기 싫어서 저만큼 지인이 보이면 돌아가거나 잠시 걷기를 멈추고 서 있다가 다시 걸음을 엉거주춤 떼곤 했다. 한의원 침대는 내 고정석이었고, 진료비 명세서는 고정 지출 항목이었다. 의사와 간호사랑 많은 이야기를 나눴다. 의사들은 죽을 것 같은 내 몰골을 보고는 검사 결과가 나쁘지 않다며 안도했고, 때로는 인간적인 위로와 동정심을 보냈다. 그 눈빛과 관심이 내겐 유일한 희망이었고 위안이 되었다.

　통증은 몸을 넘어 마음을 잠식했다. 거울을 보면 낯선 내가 서 있었다. 5kg 빠진 체중에 초췌한 얼굴, 움츠러든 어깨, 초점 없는 눈빛. 말하는 것조차 힘들었고, 앉고 걷는 것도 버거웠다. 뼈만 앙상하게 남은 다리를 바라보며 마음은 울어도, 절대 포기하지는 않았다.

　지금 돌아보면, 그 시절의 나는 생존 자체를 기적처럼 수행하고 있었다. 하루를 버티는 것이 전부였고, 아침에 눈을 뜨는 것만으로도 감사해야 했다. 아무것도 할 수 없는 자신이 너무 서러웠지만, 여전히 포기하지 않았다. 그건 살아야겠다는 본능이었다. 어느 날, 문득 앞만 보고 성실히 살아온 지난날이 스크린처럼 지나갔다. '내가 사라져 버린다면, 죽는 게 두렵고 무서웠다. 이 고통을 누가 기억해 줄까?' 내 안의 불씨를 다시 살렸다.

2. 나를 다시 일으킨 것은, 나였다.

　바쁜 일상 어느 누구도 내 고통을 온전히 이해하지 못했다. 그래서 나는 내 몸과 대화하기 시작했다. 눈 뜨기, 손가락 움직이기, 복식호흡 연습, 귀 마사지. 누워서 반복하는 작은 실천은 내 몸을 깨우기 시작했다. "이건 과학이 아니라 생존이다." 의사도 약도 아닌 내가 나를 일으켰다. 포기하지 않은 의지와 루틴이 희망을 만들었다. 회복은 단번에 되지 않았지만, 분명히 찾아왔다. 아직 30%의 후유증은 남아 있다. 하지만 이제는 두렵지 않다. 고통은 내 삶의 상처가 아니라, 살아있다는 증거이자 이정표다.

3. 나 같은 사람에게 빛이 되기 위해

여전히 고통을 견디며 핸드폰 자판을 더듬는다. 이 글을 쓰는 이유는 단 하나, 나 같은 사람에게 희망이 되기 위해서다. 과거의 고통은 치욕이 아니라 등불이다. 질병과 싸우며 고통 중에 있는 이들에게 전하고 싶다. *"포기하지 마십시오. 당신은 충분히 살아있을 가치가 있습니다. 그리고 살아갈 수 있습니다."*

투병 기간이 나를 더 단단하게 만들었다. 나는 내 고통을 숨기지 않는다. 오히려 그것이 나를 빚어준 힘이라고 믿는다. 이제 나는 '희망 작가'가 되고 싶다. 강의와 글을 통해 누군가의 버팀목이 되고 싶다. 회복은 몸의 일이지만, 다시 살아가는 건 마음의 일이기 때문이다. 치유 글을 쓰기 위해 나는 글을 쓴다. 누군가의 어두운 밤에 등불 하나 놓아주기 위해. 그리고 내 안의 생명에게 조용히 속삭인다.

"괜찮아. 여기까지 잘 왔어. 이제는, 내가
다른 누군가의 길이 되어줄 차례야."

-코로나 백신 예방주사 후유증을 잘 견디고 살아낸 하늘마음 하마 작가-

NO.44

김미경

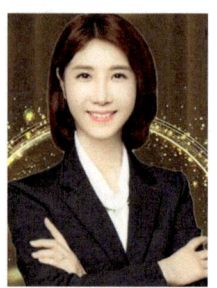

🔶 소개

1. 전) 현대백화점본사 15년 근무
　　　인재개발팀, 신용판매팀, 회원상담실
　　　(국민연금, 고용보험담당, 백화점신용카드)
2. 전) 삼성생명, DB생명, 한화손해보험 근무
3. 현) 인카금융서비스(주)린치핀사업단
4. 생보,손보, 변액자격증, 가계재무분석사과정
　　실버브레인건강지도관리사자격증(치매인지검사)
　　(BMCT 1:1치매극복훈련지도과정이수)
5. 공저: 내 삶의 좌우명, 내 삶을 바꾼 책
　　내 삶을 바꾼 습관, 내 삶의 버킷리스트 출판

🔶 연락처

이메일: butury2@naver.com

기도와 긍정으로 채운
건강한 나의 하루

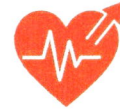

1. 하루를 여는 힘 아침기도
하루의 시작은 기도와 아침 말씀 묵상
그리고 긍정 마인드쉽을 위한 독서이다.

그리고 하루의 가장 중요한 일정 체크
'마음을 다하고 뜻을 다하여 주 너의 하나님을 사랑하라'
하신 말씀을 떠올리며, 오늘 만날 누군가에게도
주께 하듯 겸손한 마음으로 상대를 존중하며
진심과 뜻을 다하여 섬김의 자세로 대하리라.
다짐하며 마음속에 오늘의 하루를 그려 본다.

이렇게 시작한 날과 그렇지 않고 허겁지겁
시작한 하루는, 하루를 대하는 마음가짐도
결과도 분명 다를 수밖에 없다.

 눈 뜨면 첫 번째 하루의 시작은 감사기도이다.
  '오늘도 새 하루 주심에 감사합니다. 그렇게
  나의 영적인 건강 비결은 몇 가지가 있지만

특히 새 하루 시작과 매 순간 드리는 감사기도는
빼놓을 수 없는 아침의 루틴이다.

영이 건강할 때, 마음이 건강하고
마음이 건강할 때, 육체가 함께 건강해진다.
마음이 힘들 땐 몸도 덩달아 아픈 경험이
있는 것처럼 영, 혼, 육은 이렇게 유기적으로
하나로 연결되어 있기 때문에
꾸준한 마음 관리가 중요하다.

아침에도 감사, 밤에도 감사.
감사의 기도는 늘 놓치지 않으려 노력한다.
감사할 때 주시는 은혜가 참으로 크기 때문이다.

하루가 다르게 빠르고 급격하게 변화되고 있는
지금 이 시대, 우리가 살고 있는 세상 속에서
진정한 마음의 평안과 고요함을 갖는 나만의
비결이기도 하다.

2. 하루 30분 자연과의 대화 시간
 집 근처 산책로를 30분 정도 오르다 보면
하늘을 향해 힘껏 두 팔 벌린 초록빛깔 싱그러운 나무들
이 춤을 추듯 나의 하루 시작을

반겨주는 것만 같아
너무나 상쾌하고 기분이 좋아진다.

그렇게 깨워진 몸과 마음에 건강한 하루 한 컵
하루를 위한 건강음료와 비타민 B군을 비롯한
복합 에너지 영양 보충으로 하루를 시작하면
그렇게 에너지틱하고 좋을 수가 없다.

이 외에도 매일의 독서, 말씀 읽기
하루 6천 보 이상 걷기, 좋은 생각, 긍정 생활화
매일 지식 한 스푼 성장하기 등
내 삶의 좌우명-우상향하는 삶을 실천하는 중이다.
꿈이 있으니 더 젊고 건강하게
살아가려 노력하는 부분도 있다.

세월엔 장사가 없다지만 꾸준히 몸과 마음을
다스리며 건강하게 살아갈 수 있었으면 좋겠다.

NO.45

최민경

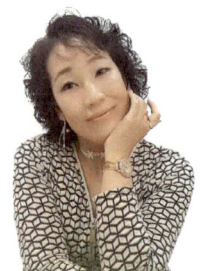

❏ 소개
1. 현업 : 웰니스 토탈 라이프 디자이너
   "당신의 일상에 생기를, 삶에 건강한 변화를"
2. 목적사업 : 하트나비라이프 (Heart Navi Life)
   사명 : 라이프 P.D. [Life Purpose Director]
3. 성결대학원 아로마웰니스산업 석박사통합과정
4. 한국열린사이버대학교 뷰티건강디자인학과 편입 졸업
5. 한국외국어대학교 중국학대학 중국어전공 졸업

❏ 연락처
1. H.P. : 010-8252-3456
2. 서울시 강남구 테헤란로 322 한신인터밸리24빌딩 1층

회복탄력성, 나선형 성장, 건강이 답이다

✓ 건강을 잃고서야 비로소 알게 된 '건강의 중요성'

우리는 살면서 예상치 못한 '터닝포인트'를 마주하곤 한다. 내게 가장 강력했던 뜻밖의 터닝포인트는 바로 건강을 잃었던 경험이다. 숨 가쁘게 앞만 보고 달려오던 내 삶의 여정에서, 건강이라는 가장 기본적인 기반이 흔들렸을 때 느꼈던 모든 것이 멈추는 듯한 그 타격감은 지금도 잊을 수 없다.

이런 어두운 터널 같은 시간을 이겨내고도 7년이 지난 지금 내가 생각하는 건강은 단순히 '아프지 않은 상태'를 넘어선다. 건강은 우리 삶의 어떤 어려움 속에서도 다시 일어설 수 있는 힘, 즉 '회복탄력성'의 근원이며, 멈추지 않고 배우고 성장하며 '나선형 성장'을 꾸준히 이어갈 수 있는 가장 기본적인 에너지의 기반이라고 생각한다.

이처럼 건강을 잃었던 경험은 내게 너무나 큰 시련이었던 동시에 건강이야말로 '삶의 많은 문제에 대한 답'이라는 소중한 깨달음을 실감하게 한 시간이었다.

✓ 내가 먹는 것이 곧 내가 된다

요즘은 내가 무엇을 먹는지, 어디서 먹는지, 누구와 먹는지, 그리고 나 혼자라도 어떻게 만들어 먹는지 등이 모두 콘텐츠가 되는 세상이다. 모두 '먹는 것'에 너무나도 많은 관심이 있고, 전국 유명한 맛집을 찾아다니면서 정말 열심히 먹고, 이 콘텐츠들이 공중파로 개인 채널로 방송된다. 그러나 이렇게 '먹는 것'에 대한 과열된 관심이 진정 나의 건강에 이로운 것인지에 대해 한번 생각해 봐야 하지 않을까?

건강한 재료 선택과 건강을 생각한 조리법 각성의 중요성은 아무리 강조해도 지나치지 않는 기본이다. 이에 덧붙여 영양 밸런스를 생각한 식사를 규칙적으로 해야 하는 것이고, 우리 몸은 플러스가 아닌 '빼기' 즉 간헐적 단식 시간도 필요하다.

나는 '먹는 것'이 단순히 신체 건강뿐 아니라 기분이나 에너지 수준 같은 내 마음의 건강에도 영향을 미친다는 점을 상기하고 싶다. 몸에 좋은 음식을 건강하게 먹을 때 마음마저 편안해지고 긍정적인 에너지가 차오르는 것을 느끼며, 식사가 나 자신을 돌보고 나를 사랑하고 나를 만드는 시간임을 깨닫는다.

✓ 아로마테라피 라이프 : '회복탄력성'과 '나선형 성장'을 돕는 동반자

나는 내 목적 사업 '하트나비라이프'를 기획하면서 내 경험이 담긴 '회복탄력성'을 강화시켜 나가고, '나선형 성장'으로 개념화하면서 하트나비라이프의 시그니처 프로그램을 하나씩 기획하고 개발하고 있다. 여기에 빠질 수 없는 부분이 아로마테라피를 실생활에 적용하고 활용하는 것이다.

나는 아로마테라피를 배우고 접하면서 단순히 '향이 좋다'는 것을 넘어서, 우리 몸과 마음에 아로마가 깊이 작용하여 건강한 삶을 지

지하는 강력한 도구가 될 수 있음을 실감했다.

나는 아로마오일을 다음과 같이 상황별로 미리 블렌딩 해두고 실생활 건강 관리에 적극적으로 활용하고 있다.

1. 아로마 림프 마사지 & 셀룰라이트/ 정맥 마사지
2. 스트레스 완화 및 면역력 높이기
3. 하루 시작, 잠자기 전, 상황별 기분과 목적에 따라 활용

아로마테라피는 익히 아는 간단한 신체적 효과를 넘어서 정서적 안정과 삶의 활력을 주어 생기 있는 라이프를 만드는 데 중요한 역할을 할 수 있다. 나는 불안하거나 지칠 때 아로마 향을 맡으며 마음을 다스리고 긍정적인 에너지를 얻는 데 도움을 받았고, 이는 다시 건강한 생활 습관을 유지하고 '나선형 성장'을 위한 다음 걸음을 내디딜 힘이 되어주었다.

✓ 웰니스 토탈케어로 건강하고 생기 있는 삶을 만들자

우리의 건강은 단순히 신체적인 부분만이 아니라, 마음의 상태, 그리고 삶의 전반적인 활력과 깊이 연결되어 있다. 단편적인 건강 관리로는 진정한 '회복탄력성'과 '나선형 성장'을 위한 기반을 마련하기 어렵다.

건강한 바디, 긍정적인 마인드, 그리고 생기 있는 라이프!

이 세 가지 축이 서로 조화롭게 균형을 이룰 때 우리는 비로소 어떤 어려움 속에서도 배우고 성장하며 다시 일어설 수 있는 진정한 힘을 갖게 된다. **웰니스 토탈 케어는 바로 이 세 가지를 통합적으로 관리하는 것이다.** 나는 여러분이 생기 있고 건강한 삶을 계획하는데 하나의 좋은 인사이트를 얻었길 희망한다.

NO.46

박회연

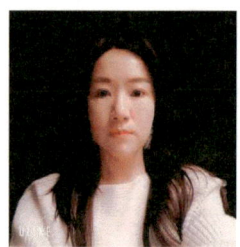

❏ 소개
1. 가족학 심리 상담사
2. 명상 지도사
3. 성공 명상 연구소 대표
4. 미술심리치료사
5. 자연건강 전문 관리사
6. 오행 푸드 코칭
7. IMPTI 상담사

❏ 연락처
canbak@naver.com

허약체질의 건강 비결

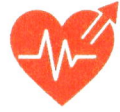

내 삶의 건강 비결은 균형이다. 건강을 위해서 몸과 마음의 균형을 잘 지키고 유지하려고 노력한다. 두 번째는 나에 대해 잘 알고 나의 몸과 마음을 잘 돌봐 주는 것이다.

나는 건강을 유지하기 위해 다음의 것들을 하고 있다.

1. 몸과 마음의 균형

30대 한참 마음공부 할 때는 내게 세상은 마음이 모든 것이었다. 만병의 근원은 스트레스이니 마음이 스트레스가 없으면 몸도 건강할 것으로 생각했다. 하지만 수많은 상담을 하면서 마음으로만 해결이 안 될 때 몸으로 해결이 된다는 것을 알게 되었다. 몸과 마음이 함께 가는 것이고, 상호 보완도 되었다.

마음이 너무 힘들 때는 운동을 통해 몸이 건강해지면 마음도 건강해진다. 마음이 약해지면 몸도 약해지기 마련이다. 이렇게 약해진 몸에는 다시 약한 마음이 깃든다.

평소 정신건강도 잘 챙기고, 몸을 위해 운동과 건강한 음식을 먹어야 한다. 정말 당연하지만 잘 지켜지지 않는 것들을 꾸준히 해나가야 건강하게 지낼 수 있다.

2. 명상

마음과 영혼을 위해 명상은 필수다. 예전이야 명상하면 스님들의 깨달음을 위한 전유물이지만, 뇌과학과 의학의 발달로 많이 바뀌었다. 심리학적인 우울증이나 불면증을 치유하는 효과는 물론이고, 두뇌 효율을 극대화해 일의 업무 능력도 높이고, 몸도 건강하게 해 주는 비법이 명상이다.

성공의 수단으로 많이 활용하기도 하고 스트레스 해소용으로 활용하기도 하며 몸의 건강을 위해서도 명상은 너무 좋은 비법이다.

3. 음양오행 식사법 : 내 사주에 맞는 음식

내 이력에는 자연건강 전문 관리사와 오행 푸드 코칭이 있다. 나는 그리 건강 체질은 아니다. 하지만 병원, 한의원 어디를 가도 속 시원하게 해결해 주지 않았다. 약도 속이 아파 못 먹는데, 병원에 가면 속 아픈 약까지 더해 준다. 영양제마저도 속이 아파 못 먹게 되어 자연스럽게 대체의학에 관심을 가지게 되었다.

심리학에서도 개인의 기질이나 성격에 맞게 살고 그게 맞는 일을 해야 스트레스도 덜하고 손쉽게 성공 확률도 높아진다고 한다. 그래서 MBTI 외에도 기질과 성격을 테스트하는 도구는 엄청나게 많다. 그 모든 것을 접해 본 내 결론은 '사주가 가장 그 사람의 기질을 잘 파악한다'이다. 미신은 믿지 않지만, 사주로 나타나는 그 사람의 기질과 성격은 12,960,000가지이다. 수많은 사람의 다양성을 살펴보면 이 정도는 구분해야 한다고 본다.

여타 다른 도구들은 자기 보고식이다. 스스로 체크를 한다는 뜻이다. 과연 자기 자신을 얼마나 잘 알까? 최면을 공부한 결과 사람은 어린 시절 무의식이 형성되는데 성격도 환경에 따라 달라지기 때문에 자기 자신을 잘 알지 못한다. 어린 시절 형성된 습관이 자기라고 착각하지만, 사실은 아닌 경우가 많다.

몸도 마찬가지다. 한의학에 8 체질이 있지만 그건 너무 다양성에서 부족하다. 이 학문은 사주의 목화토금수(목木화火토土금金수水)와 음식의 목화토금수, 우리 오장의 목화토금수를 구분한다. 이 세 가지 박자를 맞춰 음식을 섭취하면 약한 부분은 보완되고 넘치는 부분은 완화된다.

위장은 사주의 토(土) 성분이다. 신기하게도 나의 사주에 토가 없다. 그래서 나에게 가장 약한 부분이 위장이 맞다. 그리고 거기에 해당하는 음식을 많이 섭취하고 있다. 그 외에도 사주의 흐름에 맞는 음식들을 그때그때 균형 잡히게 섭취하고 있다. 재미있게도 이걸 몰랐을 때는 샐러드나 야채가 좋다고 해서 많이 먹었는데 내 체질에는 맞지 않는 음식이었다.

누구나 좋다고 하는 야채가 나에게는 목(木) 과다로 그다지 도움이 되지 않는 것이다. 목 기운의 푸른 채소 말고 토와 화에 해당하는 채소와 과일을 많이 먹는 것이 좋았다. 앞으로도 나는 내 몸과 마음의 균형을 찾아가며, 나만의 건강법을 계속 실천해 나갈 것이다.

그리고 이 경험과 깨달음이 누군가에게 작은 도움이 된다면, 그보다 더 큰 기쁨은 없을 것 같다.

NO.47

권수일

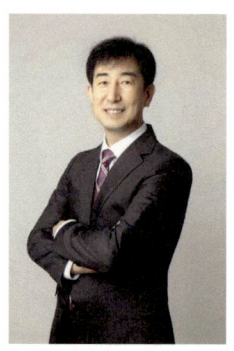

❏ 소개
1. 서울대학교 치의학대학원 행정실장
2. 국가공인 행정사
3. 국민권익위원회 청렴연수원 등록 청렴교육 전문강사
4. 인사혁신처 적극행정 전담강사
5. 한국교육학술정보원 윤리경영위원회 외부전문위원
6. 온라인 오프라인 500회 이상 강의, 자문, 컨설팅
7. 대한민국 공직자 도전! 청렴 골든벨! 2등(준우승)
8. 닉네임: 청렴메신저, 청실남

❏ 연락처
1. 네이버 검색: 청렴메신저 권수일
2. 유튜브 검색: 청실남TV

건강한 삶의 시작과 끝은 실천이다

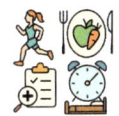

  모든 사람은 행복한 삶을 추구한다. 행복한 삶이란 무엇일까? 행복한 삶의 기준은 사람마다 차이가 있으나 빠지지 않는 것이 건강이다. 몸이 건강하지 못하면 모든 것이 귀찮아진다.
  우리가 일반적으로 건강이라고 할 때 몸의 건강을 말하는 것만으로도 육체적 건강이 얼마나 중요한 것인지 알 수 있다. 몸의 소중함은 건강을 잃어버리면 뒤늦은 후회를 하게 된다. 그래서 항상 자신이 삶을 마감할 때까지 건강을 유지하는 것이 행복의 제일 조건이라고 할 것이다. 몸이 건강하다고 해도 정신 건강이 나쁘면 우울증이나 심한 스트레스로 인해 정신질환을 앓게 된다. 정신 건강은 극단적으로 자살이나 범죄와 같은 단계까지 이르게 되므로 몸의 건강과 더불어 자기 행복을 만드는 중요한 건강 요소이다.

  건강하지 않으면 행복한 삶을 살 수가 없다. 건강한 삶이 바로 행복한 삶인 것이다. 건강한 삶은 육체적인 건강과 정신적인 건강이 균형을 이루는 것이다. 나는 지금까지 건강한 삶을 살아가고 있다. 가끔은 육체적·정신적으로 아픈 적도 있지만 일시적인 현상이었고 나의 건강한 삶에 큰 영향을 주지는 않았다. 내가 건강한 삶을 살고 있는 비결은 무엇일까? 그것은 실천이었다.

내 삶의 건강 비결을 몇 가지 소개한다.

1. 물을 마신다

나는 매일 규칙적으로 물을 마신다. 식사할 때 음식물에 포함되어 섭취되는 수분 외에 적어도 하루에 1.5리터 이상을 마시고 있다. 아침 기상 시 공복에 물 한 잔과 취침 전 1~2시간 전에는 반드시 물 한 잔을 마신다. 물은 공기와 더불어 생명을 유지하는 가장 기본적인 요소이다. 물은 체내의 노폐물을 체외로 배출하는 역할을 한다. 수분 섭취는 비만, 변비와 밀접한 관계가 있다. 물은 피로 회복에도 도움이 된다. 물을 잘 섭취하는 것만으로도 암과 같은 만성질환을 예방할 수 있다.

2. 운동을 한다

나는 꾸준히 운동한다. 특정 종목을 정해서 고강도의 운동을 하는 것은 아니다. 고강도 운동은 주말을 이용하여 등산이나 탁구를 할 뿐이다. 평소 생활을 운동화하고 있다. 아침에 1시간 정도 유산소운동으로 걷기를 한다. 아침의 걷기는 유연성과 평형감각을 높이고 근력을 강화해 준다. 출퇴근은 대중교통을 이용하고 가까운 거리는 걸어서 다닌다. 엘리베이터 대신 계단 오르내리는 것이 생활 습관화되어 있다.

3. 숙면을 취한다

나는 숙면을 취한다. 나는 하루 수면시간이 5시간 정도로 많은 편은 아니다. 그러나 불면증이 없다. 잠자리에 들면 1분 이내에 곯아떨어진다. 누가 업고 가도 모를 정도로 숙면을 취한다. 현대 사회는 각종 스트레스에 노출된 피로사회이고, 이는 뇌가 피로하다는 것을 말한다. 뇌가 피로하면 본격적인 생활습관병이 발병하게 되는 원인이 된다. 숙면은 항상 뇌가 편안하고 건강한 상태를 유지하도록 해준다.

4. 긍정적인 삶을 산다

나는 삶에 대한 뚜렷한 목적의식을 가지고 좋은 일만 있을 거라는 긍정적인 삶을 산다. 긍정적인 삶은 우울증, 만성 질환 위험이 낮아진다. 삶의 목적을 설정하고 목적을 이루려고 노력하는 과정이 건강에 긍정적인 영향을 미친다. 긍정적인 사회활동은 튼튼한 인간관계를 구축해 주고 이것은 건강한 삶을 만들어 준다.

100세 시대의 건강하고 행복한 인생을 사는 비결은 특별한 음식이나 약에서 찾아지는 것이 아니라, 삶을 마주하는 우리의 태도에 달려있다. 아무것도 하지 않으면 아무것도 일어나지 않는다.

건강한 삶의 시작과 끝은 실천이다.

NO.48

김언희

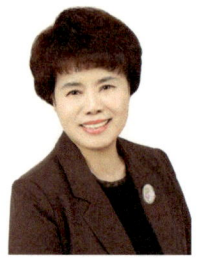

언제나
희망을 주는 여자

❏ 소개

1. 효성여자대학교 통계학과졸업
2. 컴퓨터학원운영
3. 효성여자대학교 전자계산기 석사졸업
4. 대학교 시간강사
5. 주) 교원 영업국장
6. 주) 레고닥타 창의스쿨 원장
7. 현재 보험영업 20년 차

❏ 연락처

1. 네이버 검색: 김언희작가
2. 연락처: 010-2242-8101

60대 중반, 나의 건강비결

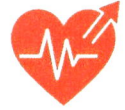

내 겉모습을 보면 누구나 걱정할 수준으로 조금 비만이고 소아마비로 인해 몸이 기울어 건강하게는 보지 않는다. 일찍부터 경제력을 가르쳤던 엄마로 인해 운전했고 그것으로 인해 내 삶의 폭은 아주 많이 넓어졌다.

어디를 가든, 아무리 먼 곳을 가는 것도 두려워하지 않았다. 또한 몸으로 하는 일보다는 머리와 가슴으로 하는 일은 두려워하지 않고 얼마든지 할 수 있었다. 하지만 이제는 체력도 달리고 지금부터는 건강을 잃으면 아무것도 할 수가 없으므로 나만의 건강을 위해 다음의 것들을 하고 있다.

1. 타고난 건강 체질

태어나면서 소아마비를 앓은 나는 부모님의 아픈 손가락이었다. 태어나서 6개월째 소아마비 예방접종을 놓치면서 오른쪽 다리에 힘이 없고 다리가 조금 짧아 걸을 때 좌우로 기울어지는 장애가 있다. 그 때문에 어릴 때부터 한의원을 2년 동안 드나들면서 온갖 치료를 다 했다.

좋다는 약은 다 먹어서인지 아무리 힘들어도 자고 나면 아무렇지 않은 체력이 있다. 내 기억에는 겨울만 되면 엄마가 보약을 먹인듯 하다.

사춘기에 들어서면서 살이 찌니까 보약을 거부하고 엄마랑 싸운 기억이 많다.

2. 잘 먹고 잘 자기

어릴 적부터 우리 집은 아무리 혼이 나도 밥을 굶거나 삐져서 밥을 안 먹으면 더 많이 혼났다. 늦게 일어나도 아침밥을 안 먹고는 학교 갈 수 없었다.

맞벌이하셨던 어머님께서는 항상 따뜻한 밥을 먹어야만 집을 나갈 수 있게 했고 밥이 보약이라는 소리를 늘 하셨다. 저녁에는 항상 집에서 퇴근 후 저녁을 같이 먹어야 했다. 통금시간이 열 시였다. 그 이후에 들어오면 벌칙이 있었다. 그 이후는 모두 취침이다.

그 시절에는 TV도 거실에 하나뿐이었으니 정해진 시간이 되면 각자의 방으로 들어가서 자야 했다. 지금도 나는 잘 먹고 잘 잔다. 아무리 고민거리가 있어도 밤을 새워 고민해도 답이 없으면 덮고 잔다. 이런 문제의 해결점은 나의 능력 밖이다.

3. 생각의 전환

나이가 들어가면서 깨달은 게 있다. 젊은 시절보다는 욕심을 덜 낸다. 내가 하는 분야에서 무리하지 않고 할 수 있는 만큼만 하는 것이 습관화되어 있다. 못해도 속상하지 않으려고 애쓰고 내가 노력을 다한 부분에 대해서는 어떤 결과도 받아들이려고 생각하는 편이다.

순간순간 최선을 다하자는 생각으로 꾸준히 그 일을 하다 보면 생각지도 않은 부분에서 채워짐을 느낀다. 요즘은 그냥 내가 할 수 있는 것만큼 매일 조금씩 하자는 생각이다.

4. 신앙 생활하기

스트레스가 만병의 원인이라고 한다. 나는 생각보다 스트레스를 덜 받는 체질이다. 이 또한 내가 믿는 하나님의 사랑이라고 생각한다. 성격이 다혈질이라 급하고 화도 잘 내지만 그 일을 두고두고 고민하지 않는다. 빨리 털고 받아들이고 인정하고 수습을 하는 편이다.

그래서인지 스트레스가 적은 거 같다. 그 대신 같이 사는 사람의 스트레스가 많다는 걸 깨달은 후부터는 화가 나거나 힘든 일이 생기면 내가 할 수 있는 최선을 다하고 기도한다. 이것이 나의 최선이라고 나머지는 주시는 데로 받아들이겠다고 마음을 먹는 순간 마음이 편안해 짐을 느낀다.

또한 누구에게도 원망을 듣거나 근거 없는 욕심을 부리지 않으려고 애쓴다. 말씀대로 살려고 노력하고 주변에 좋은 영향을 주는 괜찮은 사람으로 마음이든, 물질이든 주시는 데로 나누고 살려고 하다 보면 건강한 생각이 건강한 육체를 만들어가는 것 같다.

NO.49

임철홍

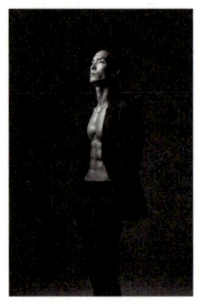

❏ 소개

1. 워킹홀리데이센터 대표
2. 네이버 카페 '슈퍼맨유학' 운영
3. 필리핀, 호주, 캐나다 유학 전문가
4. 심리상담사 1급
5. 종이책 4권 집필
6. LEADERS(리더스) K 리더선정
7. 동기부여, 자기계발 전문가

❏ 연락처

1. 02-2688-9471
2. 네이버 검색: 임철홍

건강의 본질

 사람마다 건강 비결은 저마다 다르다. 누군가는 꾸준히 공복 유산소 운동을 하고, 또 누군가는 저녁 6시 이후엔 음식 섭취를 하지 않거나 과식, 과음을 피하기도 한다.

 하지만 '왜 건강해지고 싶어 하는가?' 하는 본질적인 부분을 이해하지 못하면, 결국 우리 건강은 관성의 법칙에 따라 제자리로 돌아오게 마련이다. 그럼 어떻게 해야 꾸준히 건강 관리를 잘 유지할 수 있을까?

 나는 지금 키 185cm에 80kg, 체지방률도 15%대인 건강한 몸을 유지하고 있다. 현재 15년간 하루 1시간을 20분 유산소, 40분 근력 운동으로 채우고 있고, 1주일에 약 20km를 달리고 있다. 내가 지금처럼 꾸준히 건강한 몸을 유지할 수 있었던 건 나이가 들수록 무거워지는 삶의 무게를 운동으로 풀어내기 때문이다.

 우리 뇌의 용량은 한계가 있다. 뇌가 힘들면 우리는 TV를 보거나, 술을 마시거나, 맛있는 음식을 먹곤 한다. 하지만 이런 방식들은 일시적인 충전일 뿐, 뇌의 피로감을 회복시켜 준다고 보긴 어렵다.

 하지만 운동을 해서 땀을 흘리거나 숨이 찰 정도로 호흡하면, 우리 뇌는 도파민이 분출되어 깨끗하게 리셋 된다. 그래서 운동을 싫어하는 사람들도 사우나에 가서 땀을 빼는 걸 시원하다고 느낀다.

✓ 내가 운동하는 이유는 돈을 벌기 위해서다!

나는 요즘 운동할 때마다 이런 생각을 한다. '돈 벌러 가자!' 왜냐하면 지금 마흔여섯에 운동을 게을리하고 술·담배를 하며 몸 관리를 하지 않으면, 나이 먹어서 병원비로 수천만 원, 수억이 들 수도 있기 때문이다.

우리가 독감에 걸리지 않기 위해 예방 주사를 맞는 것처럼, 나중에 나이 먹어서 고질병에 걸리지 않으려면 미리미리 평소에 건강 관리를 해야 한다. 요즘 사람들은 너무 현재의 즐거움에만 집중되어 있어서 건강 관리에 너무 소홀하고, 정작 몸에 신호가 오면 그때 서야 발등에 불이 떨어졌다고 생각하고 건강을 챙기게 된다.

진짜 건강 관리는 내 몸이 멀쩡할 때, 지금 큰 신호가 없을 때 해야 한다. 그렇다고 당장 격하게 운동하거나, 나쁜 음식을 끊거나, 술·담배를 당장 끊는 건 좋지 않다.

천천히 내가 할 수 있는 목표를 세워 하나씩 줄여가고, 삶의 환경을 개선해 나가는 것이 좋다. 예를 들면, 주 2~3회 라면을 먹었다면 주 1회로 줄이고, 월 2회 배달 음식을 시킨다면 배달 앱을 삭제하거나, 탄산음료도 제로 사이다나 제로 콜라로 바꾸는 식으로 말이다.

✓ 건강은 나를 지키는 힘

나는 생각한다. 내가 지금 이렇게 건강한 몸을 유지하고 마흔 중반에 바디 프로필도 찍을 수 있었던 건, 바로 내가 지켜야 할 가족이 있기 때문이라고 말이다. 가족이 만약 없다면 이렇게까지 건강 관리에 신경을 쓰지 않았을 것 같다.

'바다는 비에 젖지 않는다'라는 말이 있다. 이렇게 인생을 살면서 힘든 일이 있어도, 기쁜 일이 있어도, 항상 내가 지금까지 꾸준히 해 온 운동이라는 핵심 습관을 지키고 있는 것이 정말 최고의 건강 비결이라고 생각한다.

오늘도 나의 아침 기상 루틴은 알람이 울리자마자 윗몸일으키기 100개, 팔굽혀펴기 100개를 한다. 고작 시간은 3분도 걸리지 않는다. 단 3분 만에 나는 작은 승리를 했다고 매일 자기 암시를 하고, 하루를 시작하고 지배하는 루틴을 갖고 있다.

이제는 100세 시대가 아니라 150세 시대라는 말이 나올 정도로 수명이 연장되고 고령화되고 있다. 우리는 이제 고민하고 행동에 옮겨야 한다. 어떻게 하면 지금, 현재 건강을 잘 유지해서 덜 아플 수 있을지 말이야.

NO.50

정세현

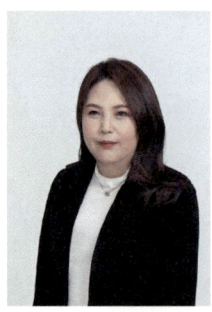

❏ 소개

1. 좋은 사회 만들기 위한 활동가
2. 을을 지키는 사람
3. 로컬문화 세계에 알리는 사람
4. 좋은 글 쓰는 작가
5. 지역에서 잘 살아보기 실천가
6. 모두가 행복 누리기 꿈꾸는 사람
7. 균형발전 실현하는 사람

❏ 연락처

1. e-mail: latte-co@naver.com
2. HP: 010-5352-7737

자연에 건강 한 스푼 더하기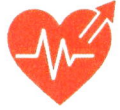

　지친 몸과 마음을 안고 연어처럼 고향으로 돌아왔다. 높은 빌딩도 꽉 막힌 도로도 숨 막힌 전철도 없는 그야말로 아직도 별이 빛나는 밤이 있는 자연 속이다. 각박한 도시 생활을 뒤로 하고 그 별빛이 보고팠던 고향으로 귀환이다. 삶의 전체를 한순간에 옮기는 건 인생에 있어 크나큰 일이 아닐 수 없다.

　많은 생각과 고민으로 결정하여 다다른 고향, 하지만 내게 고향은 아프고 찌들어 생각하기조차 싫은 곳이었다. 그러나 아프다 하여 고향을, 부모님 사시던 곳을 결코 놓을 수는 없는 일이었다. 누구라도 상관없는 일이다. 예전 같으면 장남이 모든 것을 내려받아 이어가야 한다는 고리타분한 설로 이도 저도 안 되겠지만 시대는 2025년, 달나라에도 갈 수 있는 시절이다.

　돌아온 그즈음 편리한 도시의 영화관, 백화점 등의 문화와 쇼핑 등 오락적인 면은 부족해도 먹거리의 모든 것은 자연으로부터 오는 것이어서 좋았다. 수입이 많은 서울의 식재료와 달리 고추장, 된장, 간장, 참기름, 들기름, 애호박, 배추, 무, 당근 등의 식재료가 청정 자연에서 오는 거라 신선했다.

　이런 게 귀하다는 걸 모르고 살았다. 엄마가 하늘나라 가신 후 이모들에게 받아오던 고추장 된장 간장을 생각했다. 담백한 서울의 음식과 달리 전라도 음식은 소스가 많기도 하고 맛이 진하며 알록달록 시큼 새콤 달콤 쌉쌀 오묘한 맛이 많다.

부모님이 해 오셨던 것처럼 자연에서 모든 걸 얻어야 하니 일마저도 자연에서 내어주는 일이었다. 자연스럽게 남편의 발자취를 따라 살다 뒤돌아보니 어느덧 많은 시간이 흐르고 난 뒤였다. 십 대, 이십 대 때는 시간이 더디게만 가더니 사십 대의 시간은 쏜살같았다. 붙잡고 싶지만 붙잡지 못하는 시간은 인연과도 같다.

바쁘게 24시간 지내는 도시에 적응되어 있어 그런지 한가롭게 느껴지는 시간이 많았다. 열매를 따고 과일을 따고 유자를 따고 청을 만들고 피클을 만들고 담금통이 넘쳐날 만큼 장금이 따라 하는 연습을 3년 가까이 해 보았다. 이모와 엄마도 큰 살림을 했기에 어깨너머로 배워 온 게 있던 터라 재밌게 느껴지기도 하고 작은 행복을 느끼며 한적한 생활에 적응해 가고 있었다.

요리 연구가 같은 부엌만 있었어도 요리 연구가를 하고 싶을 만큼 음식은 재미난 세계가 있다. 어릴 적 먹던 톳 채도 김국도 열무에 호박 갈칫국도 하지 감자도 서울에서는 그리운 마음속의 고향 음식이었다.

이렇게 고향이 좋았다니 생각해 보니 좋았던 게 넘쳐 나지 않은가. 기억 속 고향은 왜 그리 찌들고 힘들고 아픈 곳이었는지 마음속 응어리진 부분이 그렇게 풀리지 않았다.

들길을 걸었다. 산속을 걸었다. 바닷가를 걸었다. 아팠다. 걷고 또 걸었다. 걷고 또 걸었다. 어느덧 내게 다다랐다. 그대로 두어라. 아무것도 애쓰지 말고, 아무것도 아프지 말고, 그대로 두어라

나무가 좋다. 꽃이 좋다. 이름 없는 들풀이 좋다. 바다가 좋다. 산

이 좋다. 하늘이 좋다. 바람이 좋다. 냇가가 좋다. 섬이 좋다. 아주 자그마한 길도 흙길도 모랫길도 좋다. 배를 타도 좋고 동네 버스를 타도 좋다.

근사하지 않아도 할머니를 만나도 아이를 만나도. 자연이 있어서 사람 사는 맛이 있어서. 그래서 연어는 강으로 돌아오길 잘했다. 저마다 자리에서 필요한 일을 하면 그것으로 되었다. 그 일이 크든 작든 어떤 것으로부터 유유히 흐르는 바다처럼 크게 휘감아 도는 너울처럼.

편리한 세상을 꿈꾼다. 미래를 꿈꾼다. 오늘 나는 그저 작은 바다 앞에 서 있다. 어릴 적 작고 답답하게 느꼈던 내 앞의 작은 바다는 지금은 꿈을 숨겨 놓은 큰 바다다.

내 삶의 건강 비결은 고향으로 돌아 와 주어진 필요한 일을 하며 자연으로부터 얻어지는 모든 것을 소중하고 감사히 여기며 일상을 살아가는 것이다. 어떤 속박도 없이 그대로의 모든 걸 온전히 받아들여 저 멀고 먼 하늘 향해 넓게 펼친 날개를 저으며 나는 독수리처럼, 현재와 내일을 향해 모두와 함께 걸어가는 길이다.

에필로그

    동전의 앞과 뒤, 빛과 그림자처럼, 책에도 작가의 시선과 독자의 시선, 두 가지 관점이 존재한다.
    작가는 글을 쓰는 과정을 통해 자신을 성찰하고 생각을 정리하며, 경험, 배움, 지혜를 타인에게 전달하는 보람과 기쁨을 느낀다. 그리고 독자는 타인의 성장과 인생 이야기를 읽으며 공감과 위안을 얻고, 삶의 용기, 희망, 새로운 아이디어 등을 발견한다.
    이처럼 책이 주는 유익함은 양쪽 모두에게 존재한다. 공동 저서는 개인 저서 대비 시간, 비용, 분량이 적게 들기에 책을 처음 써보는 분들과 꾸준히 책을 쓰고 싶은 사람에게 적합하다. 그렇기에 책 쓰기를 처음 시작하시는 분들이라면 공동 저서로 시작과 경험을 쌓기를 권유하고 추천한다. 이런 경험이 다음 단계로 넘어가는 데 좋은 밑거름이 된다.
    책을 쓰기 위해서는 용기, 시간, 집중력, 인내 등이 필요하다. 바쁜 일정 가운데 마음을 내어 함께 한 작가님들에게 감사와 격려의 말을 전한다.
    모두가 건강하고 행복한 인생을 살아가길 기원한다. 우리의 이야기가 어두운 세상에 한 줄기 빛이 되길 희망하며 우리의 건강 비결 이야기를 마무리한다.
    PS: 건강이 가장 큰 재산이다.

당신의 건강 비결은 무엇인가요?